Tehilin Davidson
Rekha P. Shenoy
Imran Pasha

Fitoterapia em medicina dentária

Tehilin Davidson
Rekha P. Shenoy
Imran Pasha

Fitoterapia em medicina dentária

O segredo para fazer um sorriso bonito, da forma mais autêntica, está aqui

ScienciaScripts

Cover image: www.ingimage.com

This book is a translation from the original published under ISBN 978-3-659-22208-5.

Publisher:
Sciencia Scripts
is a trademark of
Dodo Books Indian Ocean Ltd. and OmniScriptum S.R.L publishing group

120 High Road, East Finchley, London, N2 9ED, United Kingdom
Str. Armeneasca 28/1, office 1, Chisinau MD-2012, Republic of Moldova, Europe
Printed at: see last page
ISBN: 978-620-8-31731-7

RECONHECIMENTO

Em primeiro lugar, gostaria de agradecer a Deus Todo-Poderoso por me ter dado a oportunidade e a orientação para atingir o meu objetivo e ser bem sucedido nesta parte do percurso da minha vida até agora.

Gostaria de expressar a minha sincera gratidão à minha orientadora e professora ***Dra. Rekha P. Shenoy****, Professora e Diretora do Departamento de Odontologia de Saúde Pública da Faculdade de Medicina Dentária de Yenepoya, pela sua orientação exemplar, acompanhamento e encorajamento constante ao longo desta tarefa. A sua sabedoria, conhecimentos e empenhamento nos mais elevados padrões inspiram-me e motivam-me. Gostaria também de lhe agradecer os seus conselhos e a sua ajuda para manter o meu progresso dentro do prazo. Os meus sinceros agradecimentos pela sua orientação e ajuda persistente.*

Gostaria de aproveitar esta oportunidade para expressar a minha gratidão ao ***Dr. Imran Pasha M****, Leitor, Departamento de Odontologia de Saúde Pública, Faculdade de Medicina Dentária de Yenepoya, pelo seu incansável encorajamento, dedicação e valioso apoio constante. Agradeço-lhe por ser uma fonte constante de inspiração.*

Gostaria de aproveitar esta oportunidade para expressar a minha gratidão ao ***Dr. Junaid****, Leitor do Departamento de Odontologia de Saúde Pública da Faculdade de Medicina Dentária de Yenepoya, pelo seu incansável incentivo, dedicação e valioso apoio constante.*

Estou profundamente agradecido e grato aos membros da equipa, ***Dr. Supriya, Dr. Pramada Prabhakar e Dr. Apoorva****, pela ajuda atempada, pelos conselhos e pelas informações valiosas que forneceram.*

Gostaria de agradecer a ajuda e a orientação dos meus superiores, ***Dr. Athira Purushothaman, Dr. Krishna Prakash e Dr. Hadi Raza.*** *Agradeço-lhes o seu apoio.*

Gostaria de expressar os meus sentimentos calorosos à minha colega de grupo, ***a Dra. Praveena.*** *N que está sempre ao meu lado com grande cooperação, ajuda e compreensão.*

Gostaria também de expressar os meus sinceros sentimentos aos meus colegas, a ***Dra. Pravina P Gaonkar, a Dra. Lydia Thenmozhi e o Dr. Hifsu Nasar****, que sempre me acompanharam com grande cooperação, ajuda e apoio.*

Devo tudo ao meu pai, ***Sr. Davidson G****, e à minha mãe,* ***Sra. Florence S****, pois é por eles que estou aqui hoje e nenhuma palavra será suficiente para expressar a minha gratidão pelo seu amor e sacrifício. Eles esforçaram-se e sacrificaram toda a sua vida para me tornarem naquilo que sou hoje. São e serão sempre a minha fonte de força e inspiração. Gostaria também de agradecer à minha irmã mais nova,* ***a Sra. Beolin D****, pelo seu amor e apoio contínuos e infalíveis durante a realização da minha dissertação.*

Agradeço à pessoa mais proeminente da minha vida, o meu querido marido, ***Sr. Manu Roy****, pelo seu amor sem limites, carinho, compreensão e apoio maciço, que se manteve como o grande pilar de força para a realização da minha dissertação. Agradeço-lhe de todo o coração o facto de ter realizado os meus sonhos e lhes ter dado asas para voar.*

Um agradecimento muito especial à minha afectuosa, compreensiva e apoiante (cunhada) ***Swarupa Robin****.*

Por último, mas não menos importante, gostaria de agradecer aos meus amigos ***Dr. Neethu S. S, Dr. Prabisha G. Nair, Dr. Aiswarya Shibu,*** *pelo seu apoio e encorajamento constantes ao longo do meu estudo. A minha gratidão pelo seu amor não pode ser expressa em palavras.*

Por último, gostaria de aproveitar esta oportunidade para agradecer a todos os meus professores, colegas, amigos e familiares que, direta ou indiretamente, me ajudaram durante a elaboração deste trabalho.

Local: Mangaluru

Dr. TEHILIN D

Data:

Índice

LISTA DE ABREVIATURAS

TM	:	Traditional medicine
CAM	:	Complementary and Alternative Medicine
AD	:	Anno Domini
WHO	:	World Health Organization
ENT	:	Ear, Nose, Throat
HIV	:	Human Immunodeficiency Virus
AIDS	:	Acquired immunodeficiency syndrome
MIC	:	Minimal inhibitory concentration
RT-PCR	:	Real-Time Reverse Transcription – Polymerase Chain
HCV	:	Hepatitis C virus
UV	:	Ultraviolet
FDA	:	Food and Drug Administration
PHS Act	:	Public Health Service Act
HACCP	:	Hazard analysis and critical control point
NCCAM	:	National Centre for Complementary and Alternative Medicine
AYUSH	:	Ayurveda, Yoga and Naturopathy, Unani, Siddha and Homeopathy
(GMP)	:	Good Manufacturing Practice
GCPG	:	Good Clinical Practice guidelines

CAPÍTULO 1: INTRODUÇÃO

As ervas são um dos agentes de cura que Deus criou para os seres humanos afectados. Os extractos de ervas são utilizados na medicina tradicional há vários milhares de anos[1] . As ervas, em termos botânicos, são todas as plantas que não possuem o tecido lenhoso caraterístico dos arbustos ou das árvores. Mais especificamente, as ervas são plantas utilizadas para fins medicinais ou pelo seu sabor ou aroma. As ervas com propriedades medicinais são uma fonte útil e eficaz de tratamento para vários processos de doença. As plantas medicinais contêm ingredientes activos inerentes que são utilizados para curar doenças ou para aliviar a dor. Constituem também uma fonte útil e eficaz de tratamento de várias doenças.[2]

Muitos medicamentos utilizados na ciência médica ocidental, denominada medicina alopática, têm a sua origem em plantas medicinais. As ervas são utilizadas há séculos para prevenir e controlar as doenças. Os extractos de ervas são eficazes porque interagem com receptores químicos específicos dentro do corpo e são, num sentido farmacodinâmico, os próprios medicamentos. As ervas são utilizadas para limpar o sangue, aquecer e estimular o corpo, aumentar a circulação superficial, aumentar a eliminação de resíduos, reduzir a inflamação e acalmar e suavizar a irritação.

As ervas podem ser utilizadas internamente sob a forma de comprimidos, xaropes e infusões, ou externamente sob a forma de cataplasmas, emplastros e linimentos.[3] . Os produtos naturais têm sido utilizados desde a antiguidade na medicina popular. Na medicina dentária, os fitomedicamentos têm sido amplamente utilizados.[4] Os extractos de ervas têm sido utilizados em medicina dentária para reduzir a inflamação, como agentes antimicrobianos da placa bacteriana, para prevenir a libertação de histamina e como anti-sépticos, antioxidantes, antimicrobianos, antifúngicos, antibacterianos, antivirais e analgésicos. Ajudam também na cicatrização e são eficazes no controlo da placa microbiana na gengivite e na periodontite, melhorando assim a imunidade.

De acordo com a Organização Mundial de Saúde, mais de três quartos da população mundial dependem de plantas medicinais para os cuidados de saúde primários. 5 Num país como a Índia, onde existe uma flora rica e uma disponibilidade abundante de plantas medicinais, a fitoterapia pode servir como uma óptima alternativa para ultrapassar esta desvantagem e combater os efeitos secundários dos medicamentos convencionais. De acordo com a Primeira Estratégia Global da OMS sobre Medicina Tradicional e Alternativa em 2002, a Medicina Tradicional e a Medicina Alternativa Complementar (MT/MCA) continuam a ser padrões globais de cuidados médicos e dentários, particularmente em países menos desenvolvidos (Colvard et al., 2006). A MT/MCA envolve todas as práticas medicinais alternativas, incluindo Ayurveda, Siddha, Unani, Homeopatia, Naturopatia, Quiroprática, Aromaterapia, Acupunctura, Hipnose, etc. Quase 70-80% ou mesmo mais da população mundial utiliza os cuidados da MT/MCA, a maioria dos quais depende de ervas e plantas (Colvard et al., 2006).

Os medicamentos tradicionais são procurados devido à resistência emergente aos medicamentos e ao aumento do custo dos medicamentos alopáticos. Embora a MT/CAM tenha ganho uma importância crescente na fraternidade médica e tenha tido uma utilização profunda na medicina dentária, ainda é raramente utilizada na prática clínica. Uma parte deste facto pode ser atribuída à menor sensibilização dos médicos dentistas para os medicamentos à base de plantas, à menor investigação e ao receio inerente dos dentistas de optarem por medicamentos alternativos. No entanto, com investigação suficiente para provar a eficácia e com a disponibilidade de medicamentos à base de plantas no mercado comercial, é previsível que a utilização de medicamentos à base de plantas aumente no futuro. [6] Esta dissertação de biblioteca fornece informações úteis sobre a utilização de ervas, especialmente em medicina dentária.

CAPÍTULO 2: HISTÓRIA DAS ERVAS COMO MEDICAMENTO

1. INTRODUÇÃO

A natureza destaca-se sempre como uma excelente representação da maravilha da simbiose. Ao longo da história da humanidade, muitas doenças infecciosas foram tratadas com ervas. Encontrar poderes curativos nas plantas é uma ideia antiga. As plantas medicinais desempenham um papel vital no desenvolvimento de novos medicamentos. Hipócrates, no final do século V a.C., citou 300 a 400 plantas medicinais. No século I d.C., Dioscórides escreveu De Materia Medica, um catálogo de plantas medicinais que se tornou o protótipo das farmacopeias modernas. A Bíblia apresenta descrições de 30 plantas medicinais. É também um facto que um quarto de todas as receitas médicas actuais são formulações baseadas em substâncias derivadas de plantas ou análogos sintéticos derivados de plantas e, de acordo com a OMS, 80% da população mundial, principalmente a dos países em desenvolvimento, depende de medicamentos derivados de plantas para os seus cuidados de saúde.

ÍNDIA

A este respeito, a Índia ocupa uma posição única no mundo, onde uma série de sistemas de medicina indígenas reconhecidos, nomeadamente Ayurveda, Siddha, Unani, Homeopatia, Ioga e Naturopatia, estão a ser utilizados para os cuidados de saúde das pessoas. A Índia é o maior produtor de ervas medicinais e é considerada o jardim botânico do mundo.[7] Na Índia, um importante livro de referência chamado Atharva Veda estabeleceu os princípios da Ayurveda, uma prática de cura que começou por volta de 1200 a.C.. Este sistema continua a ser utilizado atualmente. A Ayurveda é um sistema médico praticado principalmente na Índia e conhecido há cerca de 5000 anos. Inclui dieta e remédios à base de plantas, ao mesmo tempo que dá ênfase ao corpo, à mente e ao espírito na prevenção e tratamento de doenças.[8] A prova escrita mais antiga da utilização de plantas medicinais para a preparação de medicamentos foi encontrada numa placa de argila suméria de Nagpur, com cerca de 5000 anos. Incluía 12 receitas para a preparação de medicamentos referentes a mais de 250 plantas diferentes, algumas das quais alcalóides, como a papoila, a meimendro e a mandrágora.[9]

ÁFRICA

Os textos médicos escritos mais antigos datam de há milhares de anos. Baptizados de Papiro Edwin Smith e Papiro Ebers, em homenagem aos homens que os encontraram, estes antigos trabalhos egípcios incluem extensas descrições de anatomia, notas sobre ferimentos e informações sobre farmacologia herbácea, juntamente com desenhos de instrumentos médicos e cirúrgicos. A medicina tradicional africana dá ênfase aos remédios à base de plantas, baseando-se numa farmácia natural que contém aproximadamente 4.000 plantas nativas. Até as empresas farmacêuticas reconhecem a importância dos medicamentos à base de plantas de África, aprendendo com os profissionais locais e utilizando os remédios tradicionais para identificar agentes bioactivos que podem ser utilizados na preparação de medicamentos sintéticos modernos.[10]

EGIPTO

Os antigos egípcios utilizavam uma combinação de ratos macerados e outros ingredientes para aliviar a dor de dentes.[10]

ÁRBIA

Os árabes introduziram numerosas plantas novas na farmacoterapia, na sua maioria provenientes da Índia, país com o qual mantinham relações comerciais, sendo que a maioria das plantas tinha um verdadeiro valor medicinal, que se manteve em todas as farmacopeias do mundo até hoje. Os árabes utilizavam o aloé, a erva-moura, a cana-de-açúcar, o café, o gengibre, o strychnos, o açafrão, a curcuma, a pimenta, a canela, o reum, o senna, etc. Certos medicamentos de ação forte foram substituídos por medicamentos de ação suave, por exemplo, o Sennae folium era utilizado como laxante suave, em comparação com os purgativos Heleborus odorus e Euphorbium utilizados até então. Durante toda a Idade Média, os médicos europeus consultaram as obras árabes "De Re Medica" de John Mesue (850 d.C.), "Canon Medicinae" de Avicena (980-1037) e "Liber Magnae Collectionis Simplicum Alimentorum Et Medicamentorum" de Ibn Baitar (1197-1248), onde foram descritas mais de 1000 plantas medicinais. Para a Macedónia, a obra de São Clemente e de São Naum de Ohrid reveste-se de particular importância. Eles referiram-se ao códice farmacológico de Nikeian, datado do ano 850, e transferiram os seus vastos conhecimentos sobre plantas medicinais para os seus discípulos e, através deles, para as massas.[9]

CHINA

A literatura mais antiga que descreve a utilização de ervas chinesas foi encontrada em Changsha, na China, nos túmulos Mawangdui Han que foram selados em 168 a.C. Chamada Wushi'er Bingfang, ou Receitas para 52 Doenças, esta lista de receitas fornece mais de 250 curas para doenças que vão desde hemorróidas a verrugas. A medicina tradicional asiática inclui massagens, exercício físico, acupunctura e tratamentos com ervas, juntamente com terapia dietética. Estas práticas foram normalizadas na China durante a década de 1950, mas remontam a cerca de 1100 a.C., altura em que foram descritas dezenas de remédios à base de plantas. No final do século XVI, os médicos tradicionais asiáticos tinham à sua disposição cerca de 1 900 remédios e, no final do século XX, a matéria médica chinesa continha 12 800 medicamentos diferentes.[10] O livro chinês sobre raízes e ervas "Pen T'Sao", escrito pelo imperador Shen Nung por volta de 2500 a.C., trata de 365 medicamentos (partes secas de plantas medicinais), muitos dos quais são utilizados ainda hoje, como os seguintes: Rhei rhisoma, cânfora, Theae folium, Podophyllum, a grande genciana amarela, ginseng, erva jimson, casca de canela e éfedra.[9] A medicina tradicional chinesa continua a ser muito utilizada na China. Mais de metade da população utiliza regularmente remédios tradicionais, com a maior prevalência de utilização nas zonas rurais. Cerca de 5000 remédios tradicionais estão disponíveis na China.[8] O óleo de cobra era um tratamento real e não apenas um eufemismo, como acontece atualmente. Durante séculos, o óleo extraído da gordura das cobras de água chinesas foi utilizado como remédio para as dores articulares. Alguns médicos tradicionais chineses ainda o recomendam.[10]

JAPÃO

Na medicina tradicional japonesa, muitos remédios à base de plantas vieram da China para os sistemas japoneses de cura tradicional. As ervas nativas do Japão foram classificadas na primeira farmacopeia da medicina tradicional japonesa no século IX.[8]

AUSTRÁLIA

Embora a Austrália tenha sido visitada pela primeira vez por navios europeus em 1600, as culturas indígenas e imperialistas colidiram em 1788, quando a Primeira Frota Britânica trouxe cerca de 1.500 pessoas para Sydney. Na altura, os aborígenes dependiam muito da medicina herbal. No entanto, como a sua cultura utiliza a história oral - contar histórias, cantar e dançar rituais - para transmitir informações, não existem registos escritos das primeiras ervas medicinais da Austrália. À medida que os últimos anciãos praticantes falecem, menos rituais são realizados e mais informações sobre a flora medicinal do continente são perdidas. Atualmente, a medicina aborígene indígena é referida como medicina do mato. A prática centra-se em tratamentos tradicionais que utilizam folhas e sementes australianas. As uvas nativas e as flores de banksia são também consideradas tratamentos locais valiosos, enquanto o eucalipto e a curcuma são apreciados em todo o mundo.

EUROPA

Os primeiros médicos gregos e romanos eram famosos pelos seus conhecimentos sobre ervas. Muito do que sabiam tinha sido transmitido pelos médicos egípcios. Muitas vezes referido como "o pai da medicina", Hipócrates estudou com sacerdotes-médicos egípcios. Com a queda do Império Romano, o progresso científico foi interrompido e perdeu-se muito do conhecimento da medicina herbal. No entanto, com o aumento do comércio com outras civilizações, o conhecimento das ervas medicinais voltou a crescer. Durante o Renascimento, os nobres europeus tentaram reunir todo o conhecimento humano em vastas bibliotecas; nos seus jardins, fizeram esforços impressionantes para reunir as plantas mais úteis da época. Durante os séculos XVI e XVII, as universidades ensinavam herbalismo e botânica, plantando jardins "físicos" (ou de ervas) com as plantas medicinais preferidas. Em 1652, Nicholas Culpeper publicou The English Physician, um catálogo completo dos remédios à base de plantas conhecidos em Inglaterra. O livro destinava-se às pessoas comuns, com ênfase na utilização de ervas para curar doenças comuns, em vez de recorrer a misturas dispendiosas preparadas por médicos. Com o início da era científica, a popularidade dos remédios à base de ervas diminuiu. Os remédios à base de plantas foram quase esquecidos com o advento dos medicamentos modernos, mas estão de novo a ganhar popularidade em toda a Europa.

AMÉRICA DO NORTE

Os povos nativos americanos e das Primeiras Nações têm vindo a utilizar os medicamentos da natureza há dezenas de milhares de anos, concentrando-se na cura do corpo, bem como na purificação do espírito e no equilíbrio da mente. As tradições orais transmitidas ao longo dos tempos indicam que os primeiros curandeiros aprenderam a utilizar as ervas medicinais observando os animais doentes. Uma vez que a informação era transmitida de boca em boca, não existem registos escritos da forma como os nativos norte-americanos utilizavam as ervas antes do primeiro contacto com os europeus. No entanto, esta situação alterou-se à medida que os indígenas partilhavam os seus remédios naturais com os novos colonos, muitos dos quais traziam consigo conhecimentos da medicina herbal europeia. De facto, muitos colonos trouxeram consigo para o Novo Mundo as suas plantas medicinais preferidas. Algumas destas plantas naturalizaram-se por toda a América do Norte e podem ser encontradas a crescer juntamente com a flora nativa do continente. Com o passar do tempo, os remédios à base de ervas foram em grande parte substituídos por medicamentos como os usados na Europa. Mas em alguns locais, incluindo os Apalaches, o Alasca, o Havai e as terras tribais remotas do oeste dos Estados Unidos e do Canadá, a medicina herbácea continua a ser um pilar.

AMÉRICA DO SUL

Os nativos da América Central e do Sul utilizavam amplamente as plantas medicinais. As tradições xamânicas continuam hoje em dia, utilizando as mesmas plantas medicinais que foram veneradas durante milhares de anos. Este continente é o lar de um vasto número de plantas com muitas utilizações medicinais, e os curandeiros tradicionais, ou *yerbaristes,* podem ser encontrados a vender os seus remédios em bancas de mercado. Muitos trabalhadores florestais passam semanas a fio nas profundezas da selva e dependem fortemente das plantas para obter alimentos, medicamentos e materiais para construir abrigos.

O conhecimento sobre ervas que ainda existe em locais remotos da selva é vasto. Os antigos curandeiros maias e astecas utilizavam há muito tempo uma variedade de tratamentos feitos com plantas curativas. Também mantinham hospitais onde os doentes eram isolados do resto da comunidade e recebiam os cuidados e a atenção de que necessitavam. Hoje, cidades, plantações e fazendas ocupam terras sul-americanas outrora repletas de flora nativa. Ainda assim, a América do Sul oferece uma riqueza de plantas medicinais em suas selvas profundas. Novas espécies são descobertas com frequência, destacando tanto a necessidade de conservação como o potencial de tratamentos promissores para doenças como a malária e o cancro.[10]

2. AS ERVAS NOS LIVROS SAGRADOS E NAS EPOPEIAS

Os livros sagrados indianos Vedas mencionam o tratamento com plantas, que são abundantes nesse país. São originárias da Índia numerosas plantas condimentares utilizadas ainda hoje: noz-moscada, pimenta, cravinho, etc.

O Papiro de Ebers, escrito por volta de 1550 a.c., representa uma coleção de 800 proscrições referentes a 700 espécies de plantas e medicamentos utilizados na terapêutica, como a romã, a mamona, o aloé, o senna, o alho, a cebola, o figo, o salgueiro, o coentro, o zimbro, o centauro comum, etc.

Segundo dados da Bíblia e do livro sagrado judaico Talmud, durante vários rituais que acompanhavam um tratamento, eram utilizadas plantas aromáticas como a murta e o incenso. Nas epopeias de Homero, A Ilíada e A Odisseia, criadas por volta de 800 a.C., são referidas 63 espécies de plantas da farmacoterapia minóica, micénica e egípcia assíria. Algumas delas receberam os nomes de personagens mitológicos destas epopeias; por exemplo, Elecampane (Inula helenium L. Asteraceae) foi baptizada em honra de Helena, que foi o centro da Guerra de Troia. No que diz respeito às plantas do género Artemisia, que se acreditava restaurarem a força e protegerem a saúde, o seu nome deriva da palavra grega artemis, que significa "saudável". Heródoto (500 a.C.) referiu-se à planta do óleo de rícino, Orfeu ao heléboro perfumado e ao alho, e Pitágoras à cebola do mar (Scilla maritima), à mostarda e à couve.

3. FILÓSOFOS FAMOSOS SOBRE AS ERVAS

As obras de **Hipócrates (459-370 a.C.)** contêm 300 plantas medicinais classificadas por ação fisiológica: O absinto e o centauro comum (Centaurium umbellatum Gilib) eram aplicados contra a febre; o alho contra os parasitas intestinais; o ópio, a meimendro, a beladona e a mandrágora eram utilizados como narcóticos; o heléboro perfumado e a erva-de-são-joão como eméticos; a cebola do mar, o aipo, a salsa, os espargos e o alho como diuréticos; o carvalho e a romã como adstringentes.

Theophrast (371-287 a.C.) fundou a ciência botânica com os seus livros "De Causis Plantarium" - Etiologia das Plantas e "De Historia Plantarium" - História das Plantas.

Nestes livros, elaborou uma classificação de mais de 500 plantas medicinais conhecidas na altura. Entre outras, referiu a canela, o rizoma da íris, o falso heléboro, a hortelã, a romã, o cardamomo, o heléboro perfumado, a erva-moura, etc.

Na descrição da ação tóxica das plantas, Theophrast sublinhou a importância de o homem se habituar a elas através do aumento gradual das doses. Devido às suas considerações sobre os referidos temas, ganhou o epíteto de "o pai da botânica", dado que tem grandes méritos na classificação e descrição das plantas medicinais. Na sua obra "De re medica", o célebre escritor médico Celsus (25 a.C.-50 d.C.) citou cerca de 250 plantas medicinais, como o aloé, a meimendro, o linho, a papoila, a pimenta, a canela, a genciana-estrela, o cardamomo, o falso heléboro, etc. Na história antiga, o escritor mais importante sobre as drogas vegetais foi Dioscórides, "o pai da farmacognosia", que, como médico militar e farmacognosista do exército de Nero, estudou as plantas medicinais em todas as suas viagens com o exército romano. Por volta de 77 d.C., escreveu a obra "De Materia Medica". Esta obra clássica da história antiga, traduzida várias vezes, oferece muitos dados sobre as plantas medicinais que constituíram a matéria médica básica até ao final da Idade Média e ao Renascimento. Do total de 944 medicamentos descritos, 657 são de origem vegetal, com descrições do aspeto exterior, da localidade, do modo de recolha, do fabrico das preparações medicinais e do seu efeito terapêutico. Para além da descrição das plantas, são fornecidos os nomes noutras línguas, juntamente com as localidades onde ocorrem ou são cultivadas.

As plantas de efeito ligeiro são dominantes, mas há também referências às que contêm alcalóides ou outras matérias de efeito forte (heléboro perfumado, falso heléboro, papoila, ranúnculo, erva-jimson, henbane, erva-moura mortal). As plantas domésticas mais apreciadas por Dioscórides são as seguintes: salgueiro, camomila, alho, cebola, marshmallow, hera, urtiga, salva, centauro comum, coentros, salsa, cebolinha e falso heléboro). A camomila (Matricaria recucita L.), conhecida pelo nome de Chamaemelon, é utilizada como antiflogístico para curar feridas, picadas, queimaduras e úlceras, depois para limpar e enxaguar os olhos, os ouvidos, o nariz e a boca. Devido à sua ação carminativa ligeira, é particularmente adequado para uso em crianças. Dioscorides considerou que tinha uma ação abortiva, sobre a qual escreveu: "A flor, a raiz e a planta inteira aceleram a menstruação, a libertação do embrião e a descarga de urina e pedra, desde que sejam usadas sob a forma de infusão e banhos". Esta crença falsa foi mais tarde adoptada tanto pelos romanos como pelos árabes; daí o nome latino Matricaria, derivado de duas palavras: mater, que significa "mãe", ou seja, matrix, que significa "útero". Dioscorides diferenciou várias espécies do género Mentha, que eram cultivadas e utilizadas para aliviar dores de cabeça e de estômago.

Os bolbos da cebola do mar e da salsa eram utilizados como diuréticos, a casca de carvalho era utilizada para fins ginecológicos, enquanto o salgueiro branco era utilizado como antipirético. Segundo Dioscórides, a Scillae bulbus era também aplicada como expetorante, estimulante cardíaco e anti-hidrótico. É de sublinhar que Dioscórides apontava para a possibilidade de falsificação de drogas, tanto as domésticas, como o ópio forjado por uma seiva de leite de papoila amarela (Glaucium flavum) e papoila, como as drogas orientais mais caras, transportadas pelos mercadores árabes do Extremo Oriente, como a íris, o cálamo, o caradmomum, o incenso, etc. Plínio, o Velho (23 d.C.-79), contemporâneo de Dioscórides, que viajou por toda a Alemanha e Espanha, escreveu sobre cerca de 1000 plantas medicinais no seu livro "Historia naturalis". As obras de Plínio e de Dioscórides incorporam todos os conhecimentos sobre plantas medicinais da época.[9] O mais ilustre médico romano (simultaneamente farmacêutico), Galeno (131 d.C. - 200), compilou a primeira lista de medicamentos com ação semelhante ou idêntica (medicamentos paralelos), que são permutáveis - "De succedanus". Do ponto de vista atual, alguns dos substitutos propostos não têm correspondência no contexto farmacológico e são inaceitáveis.

Galeno introduziu também na terapêutica várias novas drogas vegetais que Dioscórides não tinha descrito, por exemplo, o Uvae ursi folium, utilizado como uroantisséptico e diurético ligeiro ainda hoje. No século VII d.C., os povos eslavos utilizavam Rosmarinus officinalis, Ocimum basilicum, Iris germanica e Mentha viridis na cosmética, Alium sativum como remédio e Veratrum album, Cucumis sativus, Urtica dioica, Achilea millefolium, Artemisia maritime L., Lavandula officinalis, Sambuci flos contra vários insectos nocivos, i.e., piolhos, pulgas, traças, mosquitos e aranhas e Aconitum napellus como veneno na caça.

Carlos Magno (742 d.C. - 814), o fundador da reputada escola de medicina de Salerno, ordenou nas suas "Capitularies" que as plantas medicinais fossem cultivadas nas terras do

Estado. Foram citadas cerca de 100 plantas diferentes, utilizadas até aos dias de hoje, como a salva, a cebolinha, a íris, a hortelã, o centauro comum, a papoila, o marshmallow, etc. O grande imperador apreciava especialmente a salva (Salvia officinalis L.). O nome latino da salva tem origem nos antigos latinos, que lhe chamavam planta de salvação (salvare significa "salvar, curar"). Ainda hoje a salva é uma planta obrigatória em todos os mosteiros católicos.

As viagens de Marco Polo (1254-1324) à Ásia tropical, à China e à Pérsia, a descoberta da América (1492) e as viagens de Vasco da Gama à Índia (1498) levaram à introdução de muitas plantas medicinais na Europa. Surgiram jardins botânicos por toda a Europa e foram feitas tentativas de cultivo de plantas medicinais nacionais e das importadas do velho e do novo mundo. Com a descoberta da América, a matéria médica foi enriquecida com um grande número de novas plantas medicinais: Cinchona, Ipecacuanha, Cacau, Ratanhia, Lobélia, Jalapa, Podophylum, Senega, Baunilha, Mate, tabaco, pimenta vermelha, etc. No século XVII, foi introduzido na medicina europeia o Cortex Chinae, obtido a partir da casca do quinino Cinchona succirubra Pavon, com o nome de pó da condessa, uma vez que a condessa de Chinchon foi a primeira a utilizá-lo. A casca de quinino rapidamente dominou a Inglaterra, a França e a Alemanha, embora houvesse muitos opositores ao seu uso entre os médicos ilustres, membros de várias academias.

Paracelso (1493-1541) foi um dos defensores das drogas preparadas quimicamente a partir de plantas brutas e substâncias minerais; no entanto, acreditava firmemente que a coleção dessas substâncias devia ser determinada astrologicamente. Ele sempre enfatizou sua crença na observação e, ao mesmo tempo, apoiou a "Signatura doctrinae" - a doutrina da assinatura. De acordo com esta crença, Deus designava o seu próprio sinal nas substâncias curativas, o que indicava a sua aplicação em determinadas doenças. Por exemplo, a erva-de-são-joão faz lembrar o fígado; assim, deve ser benéfica para as doenças hepáticas; a erva-de-são-joão Hypericum perforatum L. seria benéfica para o tratamento de feridas e picadas, dado que as folhas da planta parecem ter sido picadas. Enquanto os povos antigos utilizavam as plantas medicinais principalmente como formas farmacêuticas simples - infusões, decocções e macerações - na Idade Média, e entre os séculos XVI e XVIII, a procura de medicamentos compostos foi aumentando. Se o medicamento, o theriac, fosse produzido a partir de várias plantas medicinais, animais raros e minerais, era muito valorizado e vendido a preços elevados.

No século XVIII, na sua obra Species Plantarium (1753), Linnaeus (1707-1788) apresentou uma breve descrição e classificação das espécies descritas até então. As espécies foram descritas e nomeadas sem ter em conta se algumas delas já tinham sido descritas anteriormente noutro local. Para a designação, foi utilizado um sistema polinomial em que a primeira palavra designava o género, enquanto a frase polinomial restante explicava outras caraterísticas da planta (por exemplo, o salgueiro Clusius foi designado Salix pumila angustifolia antera). Linnaeus alterou o sistema de nomes para um sistema binominal. O nome de cada espécie era composto pelo nome do género, com uma letra inicial maiúscula, e pelo nome da espécie, com uma letra inicial minúscula.[9]

(a) Charak
(300 BC)
(b) Sushrutha
(c) Hippocrates
(460 - 360 BC)
(d) Aristotle
(384 - 322 BC)
(e) Dioscordies
(040 - 080 AD)
(f) Galen
(131 - 200 AD)

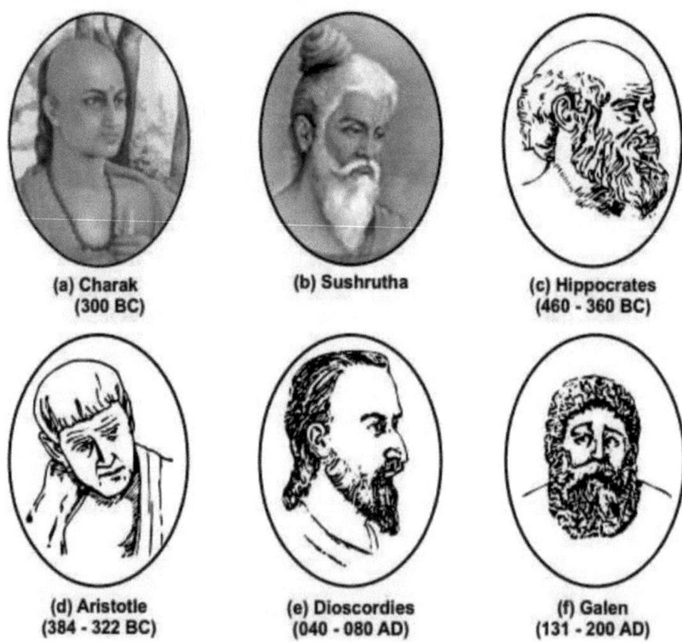

Fig. 1.1 : The Great Contributors

Fig: 1

CAPÍTULO 3: EXTRACTO DE ERVAS E BIOACTIVIDADE

4. FITOTERAPIA

A fitoterapia é o estudo da utilização de extractos de origem natural como medicamentos ou agentes promotores de saúde. A fitoterapia tradicional é frequentemente utilizada como sinónimo de herbalismo e considerada como medicina alternativa. O termo "Fitodontologia" implica a utilização de plantas e dos seus produtos no processo de tratamento de doenças orais, direta ou indiretamente. Começou com a utilização do miswak (pau de mascar) e ainda hoje é relevante como pasta de dentes à base de plantas em muitas partes do país.

De acordo com Gurib-Fakim, existem quatro formas básicas em que as plantas que são utilizadas pelos povos tribais são valiosas para a medicina moderna.

- Plantas utilizadas como fontes de agentes terapêuticos diretos
- As plantas são também utilizadas como fontes de pontos de partida para a elaboração de compostos semi-sintéticos.
- As plantas podem servir como fontes de substâncias que podem ser utilizadas como modelos para novos compostos sintéticos.
- As plantas podem também ser utilizadas como marcadores taxonómicos para a descoberta de novos compostos7.

As plantas medicinais desempenham um papel importante para a saúde humana. Para além das utilizações tradicionais, muitos compostos isolados destas plantas têm propriedades medicinais úteis para o tratamento de diferentes doenças. São uma fonte promissora para a identificação de compostos bioactivos principais.[11]

5. EXTRACTO DE ERVAS E SUA ACTIVIDADE

Achillea millefolium L. (Asteraceae)

O Yarrow é utilizado para tratar hemorragias, úlceras e para melhorar a coagulação do sangue. Também é utilizado como elixir bucal para promover a cicatrização de cortes na boca devido a cirurgias, limpeza de dentes e aparelhos.

Aloe vera (L.) Burm. F. (Xanthorrhoeaceae)

O gel extraído do parênquima da folha de Aloé vera contém uma vasta gama de componentes naturais que possuem actividades anti-inflamatórias, antioxidantes, antifúngicas e angiogénicas significativas, sendo utilizado há séculos para fins terapêuticos.O gel de Aloé vera é eficaz no tratamento de vários tipos de úlceras, como as nanopartículas de prata de 100 nm de dimensão e o efeito antimicrobiano de um amplo espetro de bactérias, para além dos efeitos anti-inflamatórios, antifúngicos e antivirais. Foram também demonstrados os seus efeitos anti-inflamatórios, de reforço da reepitelização e de ativação dos fibroblastos.

Camellia sinensis (L.) Kuntze (Theaceae)

As folhas e os botões de folhas de Camellia sinensis são utilizados para produzir chá. De acordo com o processo de fermentação, o chá verde é mais rico em catequinas do que o chá preto. O chá verde não fermentado contém polifenóis epicatequina, epigalocatequina, galato de epicatequina e galato de epigalocatequina. A epigalocatequina-3-galato é o principal constituinte do chá verde. Estes metabolitos secundários têm um efeito protetor na perda de dentina para inibir ataques erosivos em substratos dentários duros susceptíveis. A gengivite induzida pela placa bacteriana ocorre pela acumulação de placa microbiana contendo mais de 300 tipos de espécies bacterianas, sendo a forma mais comum de doença periodontal. O elixir bucal de chá verde pode ser um tratamento adjuvante seguro e viável para doenças periodontais inflamatórias.

Catha edulis forsk (Celastraceae)

A Catha edulis é conhecida como Khat, kat ou miraa e as folhas e os ramos são mastigados por vários milhões de pessoas em todo o mundo devido aos seus efeitos estimulantes semelhantes aos das anfetaminas. Os estudos mostraram que o khat está associado a várias doenças orais e dentárias, incluindo lesões brancas queratóticas, pigmentação da mucosa, doença periodontal, perda de dentes, estomatite de células plasmáticas e xerostomia.

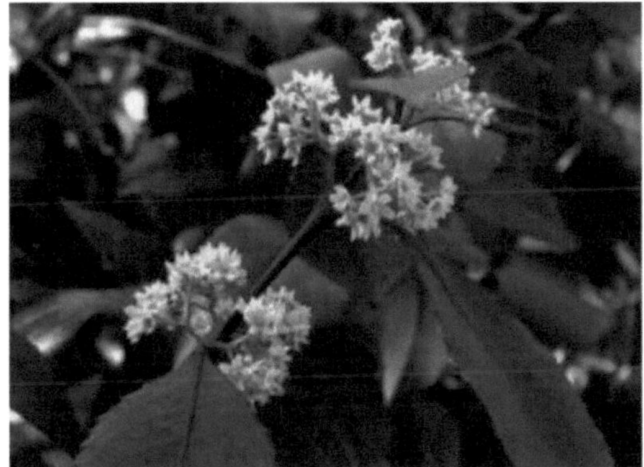

Fig: 2- Catha edulis forsk (Celastraceae)

Citrus Aurantifolia Swing (Rutaceae)

Durante as aplicações dentárias dos compostos polifenólicos destas espécies, foi demonstrado que estes compostos melhoram a cicatrização de feridas orais. Por conseguinte, estes polifenóis poderiam ser utilizados como um composto suplementar em colutórios para doenças periodontais, a fim de melhorar a cicatrização de feridas na boca.

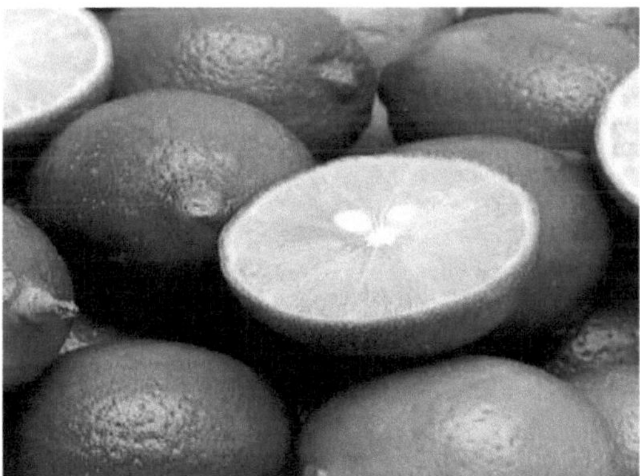

Fig: 3- Citrus Aurantifolia Swing (Rutaceae)

Commiphora myrrha Mr. E. M. Holmes (Burseraceae)

A Commiphora myrrha, também conhecida como mirra, ajuda a promover a cura em casos de pirexia.

A mirra é também utilizada para eliminar o mau hálito.

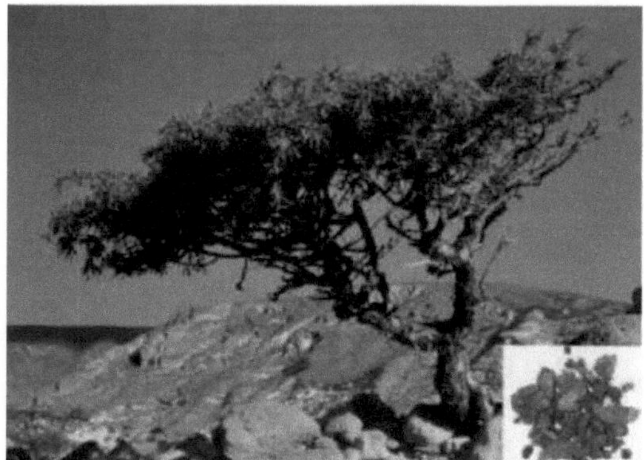

Fig:4- Commiphora myrrha Mr. E. M. Holmes (Burseraceae)

Curcuma longa L. (Zingiberaceae)

A Curcuma longa, conhecida como açafrão-da-terra, é uma das especiarias mais antigas utilizadas há milhares de anos e é uma parte importante da medicina ayurvédica. A curcumina, que compreende 0,3-5,4 % da curcuma crua, é o seu constituinte ativo mais investigado, que não é tóxico e tem uma variedade de aplicações terapêuticas, incluindo a sua utilização em medicina dentária. Os extractos de Curcuma longa podem ser utilizados no tratamento de lesões da cavidade oral.

Gaultheria procumbens L. (Ericaceae)

A Gaultheria procumbens, conhecida como Wintergreen, é um excelente adstringente e antissético para elixires bucais.

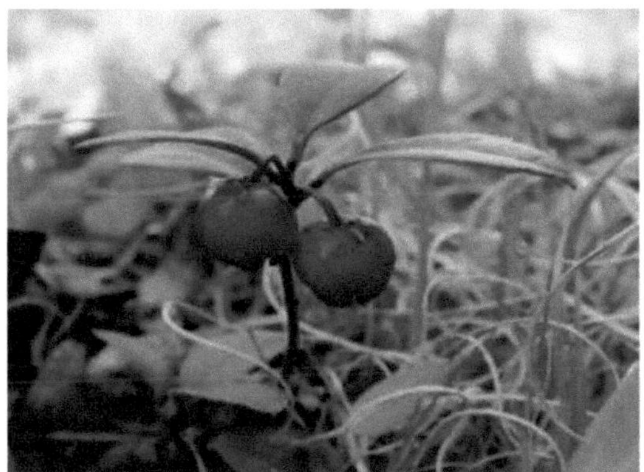
Fig: 5- Gaulthena procumbens L. (Ericaceae)

Hypericum perforatum L. (Hypericaceae)

O Hypericum perforatum, conhecido como hiperição, é utilizado em fitoterapia devido aos seus efeitos anti-sépticos e antidepressivos bem documentados. Além disso, foi proposto que possui actividades antibacterianas, antivirais, anti-inflamatórias e analgésicas. Além disso, é um medicamento antidepressivo muito eficaz com uma potencial atividade antioxidante. O efeito do extrato de Hypericum perforatum num modelo experimental de periodontite em ratos foi determinado para o tratamento de doenças periodontais inflamatórias activas. Este extrato também exerceu um efeito inibidor significativo no extravasamento de plasma e reduziu o grau de reabsorção óssea durante a periodontite.

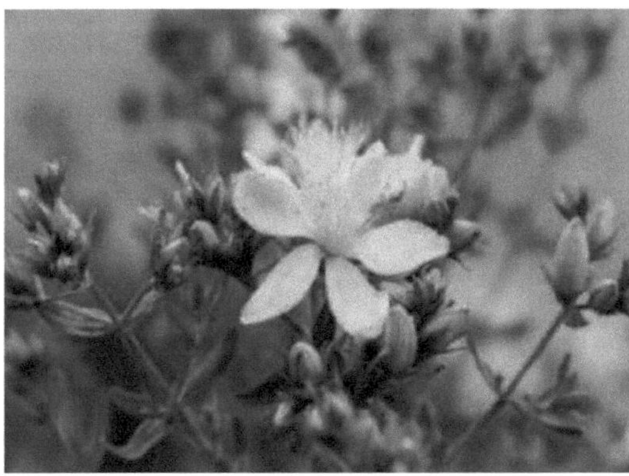

Fig:6- Hypericum perforatum L. (Hypericaceae)

Lippia sidoides cham. (Verbenaceae)

O óleo essencial de Lippia sidoides exerceu efeitos antimicrobianos promissores contra os agentes patogénicos orais e sugeriu a sua provável utilidade para combater o crescimento microbiano oral na preparação de formulações de pastas dentífricas e de enxaguantes bucais.

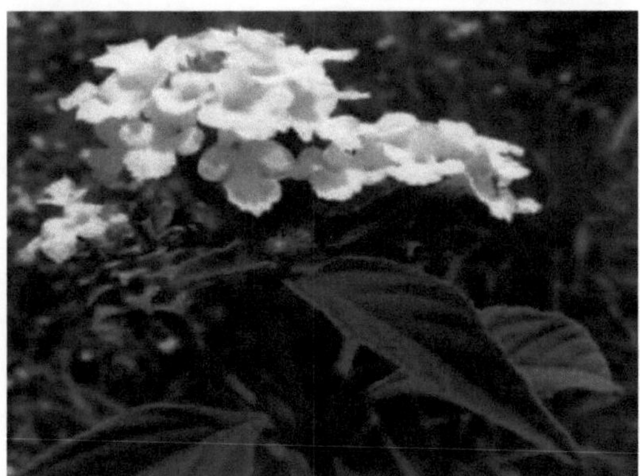

Fig:7- Lippia sidoides cham. (Verbenaceae)

Matricaria chamomilla L. (Asteraceae)

O extrato de Matricaria chamomilla reduziu a acumulação de biofilme e a hemorragia gengival em pacientes com gengivite, provavelmente devido às suas actividades antimicrobianas e anti-inflamatórias que dependem dos seus compostos fenólicos, em particular da apigenina. A apigenina inibe a produção de óxido nítrico (NO) e as actividades da hialuronidase, da colagenase e das ciclo-oxigenases, enzimas que desempenham papéis fundamentais no processo inflamatório. A atividade anti-inflamatória da apigenina foi também observada em estudos in vitro de células do ligamento periodontal humano estimuladas com nicotina e lipopolissacárido. Embora a clorexidina seja utilizada no controlo do biofilme e no tratamento da gengivite. Os estudos clínicos mostraram que os pacientes que receberam 0,12% de clorexidina e 1% de extrato de Matricaria chamomilla não diferiram no tratamento da gengivite.

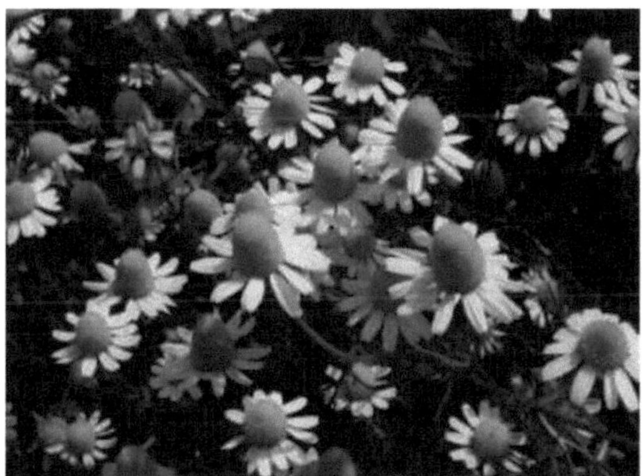

Fig: 8- Matricaria chamomilla L. (Asteraceae)

Melaleuca alternifolia (Maiden & Betche) Cheel. (Myrtaceae)

O óleo essencial de Melaleuca alternifolia, designado por óleo da árvore do chá, é utilizado diretamente nas gengivas inflamadas e doridas para um alívio temporário. Também é utilizado como elixir bucal para acalmar a inflamação oral. Pode ter aplicações potenciais no tratamento de canais radiculares para dissolver o tecido necrótico da polpa devido à sua ação solvente suave.

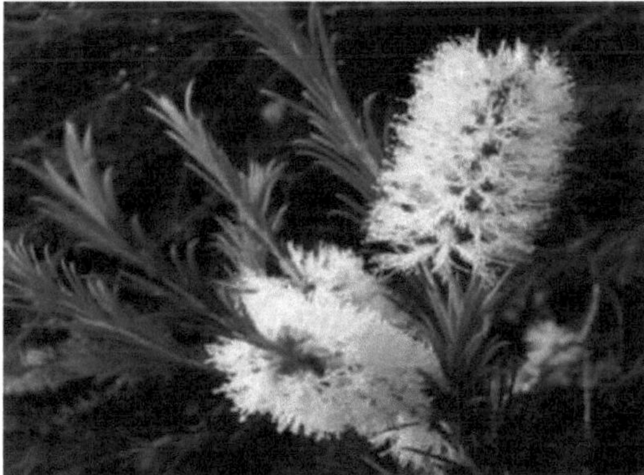

Fig: 9- Melaleuca alternifolia (Maiden & Betche) Cheel. (Myrtaceae)

Mentha piperita L. (Lamiaceae)

O óleo de hortelã-pimenta é utilizado para as dores de dentes. Mergulhe uma bola de algodão no óleo e coloque-a na cavidade ou esfregue-a no dente. Também é utilizado como elixir bucal para aliviar a inflamação das gengivas.

Myrmecodia pendans Merr. & L.M. (Rubiaceae)

A Myrmecodia pendan, conhecida como "planta-formiga", é utilizada como antimicrobiano para a prevenção da placa dentária.

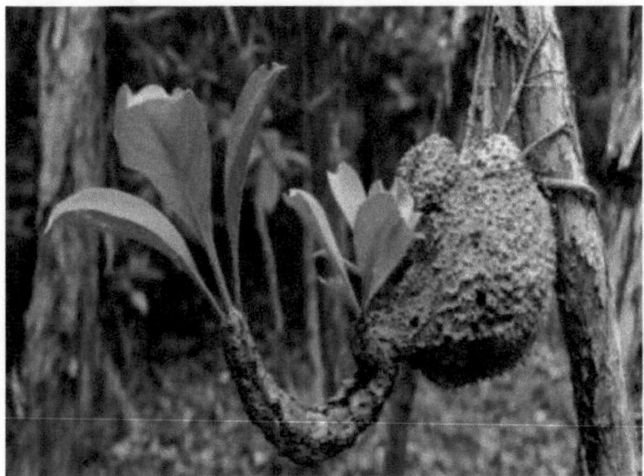

Fig:10- Myrmecodia pendans Merr. & L.M. (Rubiaceae)

Pistacia lentiscus L. (Anacardiaceae)

A resina de Pistacia lentiscus é utilizada na preparação de pó dentário para limpeza dos dentes e para remover o mau cheiro da boca.

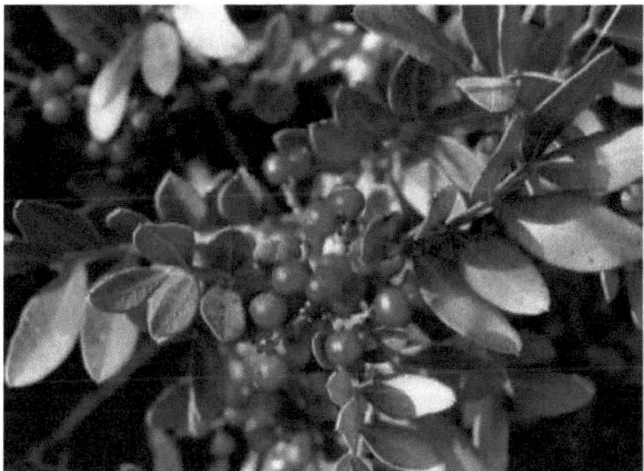

Fig:11- Pistacia lentiscus L. (Anacardiaceae)

Própolis

A própolis é um produto vegetal recolhido pelas abelhas como uma mistura resinosa de várias plantas que é misturada com cera de abelha e outras secreções das abelhas. Embora a composição química da própolis dependa do seu local de origem, contém basicamente substâncias benéficas, como ácidos fenólicos, flavonóides e vitaminas. A própolis tem sido utilizada como medicina popular devido às suas propriedades anti-inflamatórias, antimicrobianas e antioxidantes. Por outro lado, a própolis suprime os distúrbios metabólicos induzidos por gingivalis que aumentam o risco de várias doenças sistémicas.

Rosmarinus officinalis L. (Lamiaceae)

O alecrim é utilizado como elixir bucal para o tratamento de doenças das gengivas e do mau hálito.

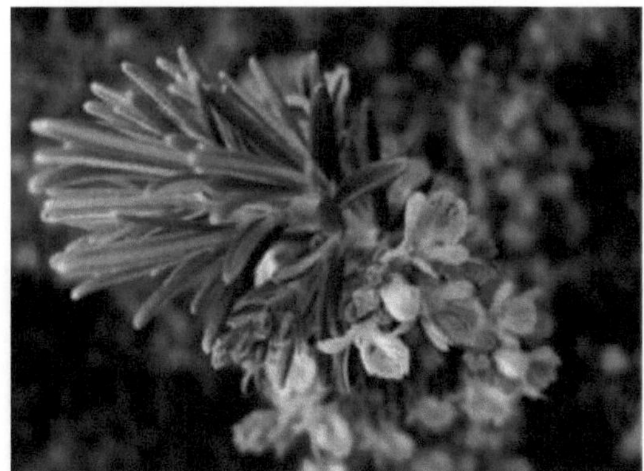

Fig:12- Rosmarinus officinalis L. (Lamiaceae)

Salvadora persica L. (Salvadoraceae)

A Salvadora persica, conhecida como árvore de Meswak, e a utilização de Meswak como palitos de mascar preparados a partir das raízes e dos ramos de S. persica está muito difundida no Médio Oriente, em algumas culturas asiáticas e africanas. A utilização de S. persica para este fim é particularmente prevalecente e o meswak resultante tem sido relatado como tendo efeitos benéficos para a saúde dentária. O sabor relativamente forte do extrato de meswak pode ter estimulado o efeito do fluxo salivar. Consequentemente, o meswak inibe o crescimento e a produção de ácido da Candida albicans. O extrato de Salvadora persica é utilizado na preparação de elixires bucais para melhorar a saúde gengival e diminuir a taxa de transporte de bactérias cariogénicas.

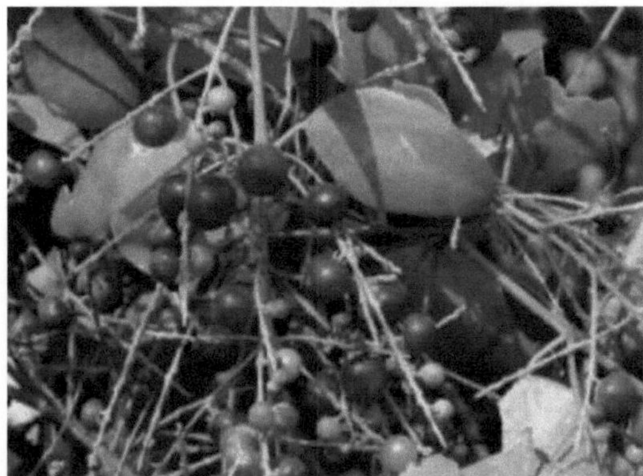

Fig.13- Salvadora pérsica L. (Salvadoraceae)

Syzigium aromaticum L. (Myrtaceae)

O Syzigium aromaticum (Eugenia caryophyllata), conhecido como cravo-da-índia, é uma das especiarias mais valiosas, utilizada há séculos como conservante de alimentos e para muitos fins medicinais. O cravo-da-índia é originário da Indonésia, mas atualmente é cultivado em várias partes do mundo, incluindo o Brasil, no estado da Bahia. Esta planta representa uma das mais ricas fontes de compostos fenólicos como o eugenol, o acetato de eugenol e o ácido gálico e possui um grande potencial para aplicações farmacêuticas, cosméticas, alimentares e agrícolas. O óleo volátil dos botões de cravo-da-índia é utilizado há muito tempo no tratamento de feridas orais menores, como analgésico em doenças dolorosas e infecciosas da cavidade oral e da orofaringe, bem como na higiene oral geral devido ao teor de eugenol.

Terminalia chebula retz. (Combretaceae)

As propriedades de vários extractos do fruto da árvore Terminalia chebula foram amplamente investigadas e incluem efeitos antidiabéticos, antimutagénicos, antioxidantes, antibacterianos, antifúngicos e antivirais. A presença de vários metabolitos secundários, incluindo polifenóis, terpenos, antocianinas, flavonóides, alcalóides e glicosídeos. O extrato etanólico de T. chebula foi utilizado na prevenção de doenças periodontais, proporcionando efeitos anti-inflamatórios na gengivite.

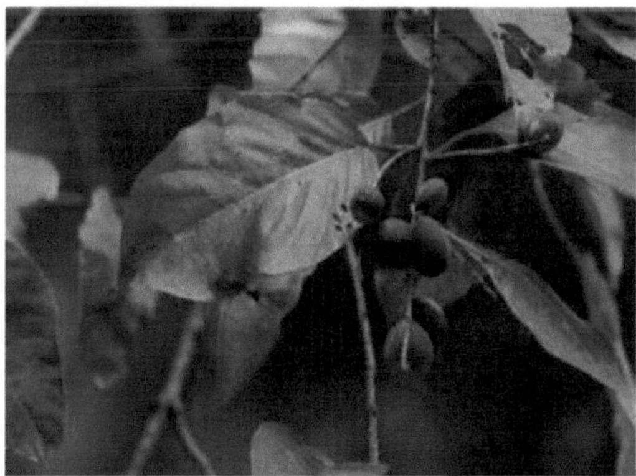

Fig:14- Salvadora persica L. (Salvadoraceae)

Thymus vulgaris L. (Lamiaceae)

A erva mediterrânica tomilho é uma fonte de um óleo essencial que demonstrou possuir atividade antimicrobiana contra muitos microrganismos. Uma parte considerável da população em geral tem cáries dentárias e o Streptococcus mutans é um dos microrganismos responsáveis. A solução a 1 % de óleo essencial de tomilho em etanol provou ser a mais eficaz contra o Streptococcus mutans, utilizando triclosan a 0,25 % e 0,5 %, digluconato de clorexidina a 0,06 % e 0,12 % e etanol como controlo. O tomilho é utilizado para tratar o herpes oral e o extrato é eficaz contra o Streptococcus mutans. Pode ser considerado viável como um ingrediente de pasta dentífrica, tanto no que diz respeito ao custo como ao perfil sensorial do produto.

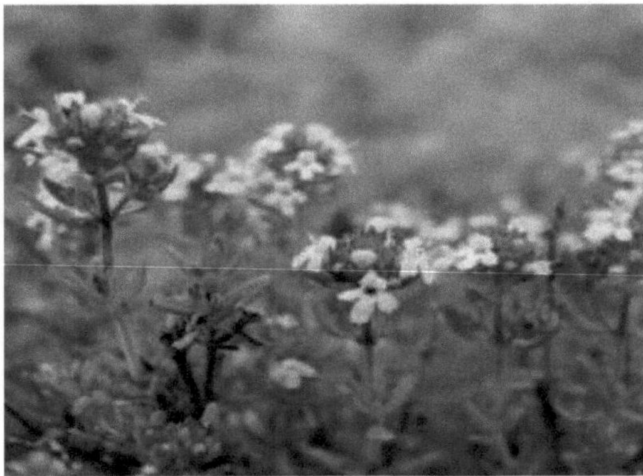

Fig:15- Thymus vulgaris L. (Lamiaceae)

Trifolium pretense L. (Fabaceae)

O colutório de Trifolium pretense, chamado de trevo vermelho, cura as gengivas irritadas e doentes. Tem propriedades antibióticas, em gengivas com abcessos devido a doenças ou doridas e inflamadas devido à terapia do canal radicular ou outros procedimentos dentários.

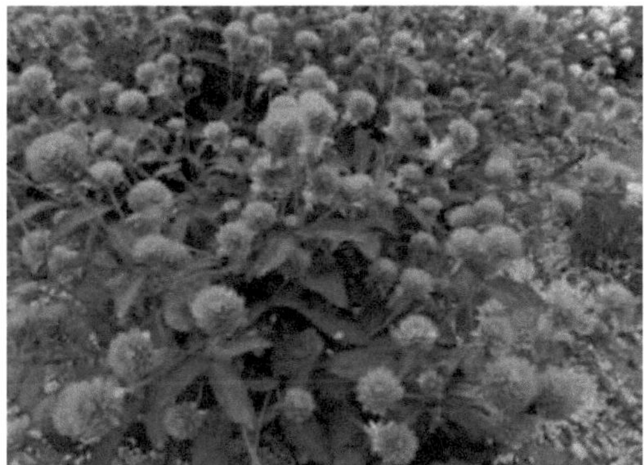

Fig:16- Trifolium pretense L. (Fabaceae)

Zanthoxylum armatum waterm. (Rutaceae)

Os frutos do Zanthoxylum armatum são designados por fruta da dor de dentes, porque a sua principal utilização é na dor de dentes. O óleo essencial dos frutos contém linalol como constituinte principal.

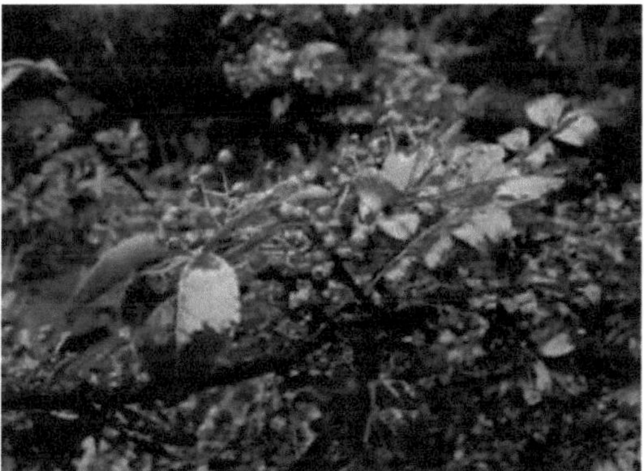

Fig:17- Zanthoxylum armatum waterm. (Rutaceae)

Zingiber officinale L. (Zingiberaceae)

O Zingiber officinale, vulgarmente conhecido como gengibre, é utilizado para propriedades anti-inflamatórias e antibacterianas devido à sua resina e óleo essencial no tratamento de doenças dentárias.[11]

CAPÍTULO 4: FARMACOGNOSIA

6. DEFINIÇÃO:

Enquanto estudava a salsaparrilha, foi Seydler, um cientista alemão, que cunhou o termo Farmacognosia em 1815 na sua obra intitulada "Analecta Pharmacognostica", a partir da combinação de duas palavras gregas: Pharmakon, uma droga e gignosco, para adquirir o conhecimento de.

Tschirsh tornou-o mais significativo ao restringir o termo à utilização de produtos de fontes naturais. Assim, a farmacognosia é o objeto de estudo dos medicamentos brutos obtidos de origem vegetal, animal e mineral. É o estudo objetivo dos medicamentos brutos de origem natural tratados cientificamente.

A própria palavra "droga bruta" é auto-explicativa e é utilizada com o significado de "droga simples" e também tal como existe na forma natural. As drogas brutas são drogas vegetais ou animais que não foram submetidas a nenhum outro processo para além da recolha e secagem.

A farmacognosia é definida como o estudo científico e sistemático dos caracteres estruturais, físicos, químicos e biológicos das drogas brutas, bem como da sua história, método de cultivo, recolha e preparação para o mercado.[12]

7. ORIGEM DA FARMACOGNOSIA

As opiniões sobre o início da vida no planeta Terra permaneceram para sempre controversas e um tema de debate interminável. No entanto, podemos afirmar com certeza que o reino vegetal já existia quando o homem apareceu na Terra. À medida que o homem começou a familiarizar-se com o seu ambiente, começou a conhecer melhor as plantas, pois estas eram os únicos agentes curativos de que dispunha. À medida que progrediu e evoluiu, não só foi capaz de classificar as plantas que serviam para comer e as que não serviam, como foi mais longe e começou a associar caraterísticas curativas a certas plantas, classificando-as como analgésicas, febrífugas, antiflogísticas, soporíficas, etc. Isto deve ter implicado, sem dúvida, muitas tentativas e erros e, possivelmente, também algumas mortes no início, mas, como aconteceu, também foram descobertos antídotos contra venenos. Todos estes factos indicam que a origem da farmacognosia,

i. e. o estudo dos agentes curativos naturais aponta para o acento dos seres humanos na mãe terra, e o seu relato histórico torna claro que a farmacognosia na sua totalidade não é o trabalho de apenas uma ou duas áreas continentais, mas o resultado global do trabalho constante de muitas das civilizações passadas como a chinesa, egípcia, indiana, persa, babilónica, assíria e muitas outras. Muitos dos maravilhosos medicamentos modernos de hoje têm as suas raízes nos medicamentos desenvolvidos pelas tradições tribais em várias partes do mundo.

8. CLASSIFICAÇÃO DAS DROGAS BRUTAS

As fontes naturais mais importantes de medicamentos são as plantas superiores, os micróbios, os animais e os organismos marinhos. Alguns produtos úteis são obtidos a partir de minerais de natureza orgânica e inorgânica. Para prosseguir (ou seguir) o estudo de cada um dos fármacos, é necessário adotar uma sequência específica de organização, que se designa por sistema de classificação dos fármacos.

Devido à sua ampla distribuição, cada forma de classificação tem os seus próprios méritos e deméritos, mas, para efeitos de estudo, as drogas são classificadas das seguintes formas diferentes:

1. Classificação alfabética
2. Classificação taxonómica
3. Classificação morfológica
4. Classificação farmacológica
5. Classificação química
6. Classificação quimiotaxonómica
7. Classificação serotaxonómica

Classificação alfabética

A classificação alfabética é a forma mais simples de classificação de quaisquer itens desconexos. Os medicamentos em bruto são organizados por ordem alfabética dos seus nomes latinos e ingleses (nomes comuns) ou, por vezes, dos nomes das línguas locais (nomes vernáculos). Algumas das farmacopeias, dicionários e livros de referência que classificam os medicamentos em bruto de acordo com este sistema são as seguintes

1. Farmacopeia Indiana
2. Farmacopeia Britânica
3. Farmacopeia Britânica de Ervas
4. Farmacopeia dos Estados Unidos e Formulário Nacional
5. Código Farmacêutico Britânico
6. Farmacopeia Europeia.

Na Farmacopeia Europeia, estes são organizados de acordo com os seus nomes em latim, enquanto que na Farmacopeia dos Estados Unidos (U.S.P.) e no British Pharmaceutical Codex (B.P.C.), estes são organizados em inglês.

Méritos

- É fácil e rápido de utilizar.
- Não há repetição de entradas e não há confusão.
- Neste sistema, a localização, o rastreio e a adição de entradas de medicamentos são fáceis.

Deméritos

Não existe qualquer relação entre as entradas de droga anteriores e sucessivas. Exemplos: Acácia, Benjoim, Cinchona, Endro, Ergot, Funcho, Genciana, Hyoscyamus, Ipecacuanha, Jalap, Kurchi, Alcaçuz, Menta, Nux vomica, Ópio, Podophyllum, Quassia, Rauwolfia, Senna, Vasaka, Gordura de lã, Cera amarela de abelha, Zeodary.

Classificação taxonómica

Todas as plantas possuem diferentes caracteres morfológicos, microscópicos, químicos, embriológicos, serológicos e genéticos. Nesta classificação, as drogas brutas são classificadas de acordo com o reino, o sub-reino, a divisão, a classe, a ordem, a família, o género e a espécie, como se segue.

Classe: Angiospermae (Angiospermas) são plantas que produzem flores e Gymnospermae (Gimnospermas) que não produzem flores.

Subclasse: Dicotyledonae (Dicotyledons, Dicots) são plantas com duas folhas de sementes; Monocotyledonae (Monocotyledons, Monocots) com uma folha de sementes.

Superordem: Grupo de famílias de plantas relacionadas, classificadas pela ordem em que se pensa terem desenvolvido as suas diferenças a partir de um antepassado comum. Existem seis superordens nas Dicotiledóneas (Magnoliidae, Hamamelidae, Caryophyllidae, Dilleniidae, Rosidae, Asteridae), e quatro superordens nas Monocotiledóneas (Alismatidae, Commelinidae, Arecidae, e Liliidae). Os nomes das superordens terminam em -idae.

Ordem: Cada superordem divide-se em várias ordens. Os nomes das ordens terminam em -ales.

Família: Cada ordem está dividida em famílias. Estas são plantas com muitas caraterísticas botânicas em comum, e são a classificação mais elevada normalmente utilizada. A este nível, a semelhança entre plantas é muitas vezes facilmente reconhecível pelo leigo. A classificação botânica moderna atribui uma planta-tipo a cada família, que tem as caraterísticas particulares que separam este grupo de plantas dos outros, e dá o nome dessa planta à família. O número de famílias de plantas varia consoante o botânico cuja classificação é seguida. Alguns botânicos reconhecem apenas cerca de 150 famílias, preferindo classificar outras plantas semelhantes como subfamílias, enquanto outros reconhecem cerca de 500 famílias de plantas. Um sistema largamente aceite é o concebido por Cronquist em 1968, que é apenas ligeiramente revisto atualmente. Os nomes das famílias terminam em -aceae.

Subfamília: A família pode ainda ser dividida numa série de subfamílias, que agrupam plantas dentro da família que têm algumas diferenças botânicas significativas. Os nomes das subfamílias terminam em -oideae.

Tribo: Uma outra divisão de plantas dentro de uma família, baseada em diferenças botânicas mais pequenas, mas que ainda assim inclui muitas plantas diferentes. Os nomes das tribos terminam em -eae.

Subtribo: Uma divisão adicional baseada em diferenças botânicas ainda mais pequenas, muitas vezes apenas reconhecíveis pelos botânicos. Os nomes das subtribos terminam em -inae.

Género: Esta é a parte do nome da planta que é mais familiar; o nome normal que se dá a uma planta - Papoila (Poppy), Aquilegia (Columbine), e assim por diante. As plantas de um género são muitas vezes facilmente reconhecíveis como pertencendo ao mesmo grupo.

Espécie: Este é o nível que define uma planta individual. Muitas vezes, o nome descreve algum aspeto da planta - a cor das flores, o tamanho ou a forma das folhas, ou pode ter o nome do local onde foi encontrada. Em conjunto, o nome do género e da espécie referem-se a uma única planta e são utilizados para identificar essa planta em particular. Por vezes, a espécie é ainda dividida em subespécies que contêm plantas não tão distintas que são classificadas como variedades. O nome da espécie deve ser escrito depois do nome do género, em letras minúsculas, sem maiúsculas.

Variedade: Uma variedade é uma planta que é apenas ligeiramente diferente da planta da espécie, mas as diferenças não são tão insignificantes como as diferenças numa forma. O nome em latim é varietas, que é geralmente abreviado para var. O nome segue o nome do género e da espécie, com var. antes do nome da variedade individual.

Forma: Uma forma é uma planta dentro de uma espécie que tem pequenas diferenças botânicas, como a cor da flor ou a forma das folhas. O nome segue o nome do género e da espécie, com forma (ou f.) antes do nome da variedade individual.

Cultivar: Uma cultivar é uma variedade cultivada - uma planta particular que surgiu naturalmente ou através de hibridação deliberada e pode ser reproduzida (vegetativamente ou por semente) para produzir mais da mesma planta. O nome segue o nome do género e da espécie. É escrito na língua da pessoa que o descreveu e não deve ser traduzido. Ou é escrito entre aspas simples ou tem cv. escrito à frente do nome.

Tabela 1- Classificação taxonómica

Kingdom	Plants
Subkingdom	Tracheobionta—Vascular plants
Superdivision	Spermatophyta—Seed plants
Division	Magnoliophyta—Flowering plants
Class	Magnoliopsida—Dicotyledons
Subclass	Asteridae
Order	Asterales
Family	Asteraceae—Aster family
Genus	*Tridax* L.—tridax

Méritos

A classificação taxonómica é útil para estudar os desenvolvimentos evolutivos.

Deméritos

Este sistema também não estabelece uma correlação entre os constituintes químicos e a atividade biológica dos medicamentos.

Classificação morfológica

Neste sistema, as drogas são organizadas de acordo com as caraterísticas morfológicas ou externas das partes da planta ou das partes do animal, ou seja, que parte da planta é utilizada como droga, por exemplo, folhas, raízes, caule, etc. Os medicamentos obtidos a partir das partes diretas das plantas e que contêm tecidos celulares são designados por medicamentos organizados, por exemplo, rizomas, cascas, folhas, frutos, plantas inteiras, pêlos e fibras. As drogas que são preparadas a partir de plantas através de alguns processos físicos intermédios, como a incisão, a secagem ou a extração com um solvente, e que não contêm quaisquer tecidos celulares das plantas, são chamadas drogas não organizadas. O sumo de aloé, o látex de ópio, o ágar, o gambir, a gelatina, o tragacanto, o benjoim, o mel, a cera de abelha, o óleo de erva-cidreira, etc., são exemplos de drogas não organizadas.

Drogas organizadas

Madeiras: Quássia, Sândalo e Sândalo Vermelho.

Folhas: Digitalis, Eucalipto, Gymnema, Hortelã, Senna, Hortelã, Squill, Tulsi, Vasaka, Coca, Buchu, Hamamelis, Hyoscyamus, Belladonna, Chá.

Cascas: Arjuna, Ashoka, Cascara, Cassia, Cinchona, Canela, Kurchi, Quillia, Cereja selvagem.

Partes floridas: Cravinho, piretro, açafrão, santónica, camomila. Frutos: Amla, Anis, Bael, Bahera, Casca de laranja amarga, Capsicum, Alcaravia, Cardamomo, Colocynth, Coentros, Cominhos, Endro, Funcho, Gokhru, Hirda, Casca de limão, Vagem de Senna, Anis estrelado, Tamarindo, Vidang.

Sementes: Amêndoa amarga, Mostarda preta, Cardamomo, Colchicum, Ispaghula, Kaladana, Linhaça, Noz-moscada, Nux vomica, Physostigma, Psyllium, Strophanthus, Mostarda branca.

Raízes e rizomas: Aconite, Ashwagandha, Cálamo, Calumba, Colchicum corm, Dioscorea, Galanga, Alho, Gention, Gengibre, Ginseng, Glycyrrhiza, Podophyllum, Ipecac, Ipomoea, Jalap, Jatamansi, Rauwolfia, Rhubarb, Sassurea, Senega, Shatavari, Curcuma, Valeriana, Squill.

Plantas e ervas: Ergot, Ephedra, Bacopa, Andrographis, Kalmegh, Levedura, Vinca, Datura, Centella. Cabelos e fibras: Algodão, cânhamo, juta, seda, linho.

Drogas não organizadas

Látex seco: Ópio, papaína

Sumo seco: Aloé, Kino

Extractos secos: Ágar, Alginato, Catechu preto, Catechu pálido, Pectina Ceras: Cera de abelha, espermacete, cera de carnaúba

Gomas: Acácia, Goma Guar, Goma Indiana, Sterculia, Tragacenth

Resinas: Asafoetida, Benjoim, Colofónia, Copaíba, Guaiacum, Guggul, Mástique, Alcatrão de hulha, Alcatrão, Bálsamo de Tolu, Storax, Sandarac.

Óleo volátil: Terebintina, Anis, Coentros, Hortelã-pimenta, Alecrim, Sândalo, Canela, Limão, Alcaravia, Endro, Cravinho, Eucalipto, Noz-moscada, Cânfora.

Óleos e gorduras fixos: Arachis, Rícino, Calmoogra, Coco, Sementes de algodão, Sementes de linho, Azeitona, Sésamo, Amêndoa, Theobroma, Fígado de bacalhau, Fígado de alabote, Manteiga de Kokum.

Produtos de origem animal: Cera de abelha, cantáridas, óleo de fígado de bacalhau, gelatina, óleo de fígado de alabote, mel, óleo de fígado de tubarão, goma-laca, cera de espermacete, gordura de lã, almíscar, lactose.

Organismos fósseis e minerais: Bentonite, Caulino, Kiesslguhr, Talco.

Méritos

A classificação morfológica é mais útil para identificar e detetar adulterações. Este sistema de classificação é mais conveniente para o estudo prático, especialmente quando a natureza química do medicamento não é claramente compreendida.

Deméritos

A principal desvantagem da classificação morfológica é que não há correlação entre os constituintes químicos e as acções terapêuticas. Ocorre a repetição de medicamentos ou plantas.

Classificação farmacológica

O agrupamento de medicamentos de acordo com a sua ação farmacológica ou o seu constituinte mais importante ou a sua utilização terapêutica é designado por classificação farmacológica ou terapêutica dos medicamentos. Esta classificação é mais relevante e é sobretudo um método seguido. Drogas como o digitalis, o squill e o strophan, que têm uma ação cardiotónica, são agrupadas independentemente das suas partes utilizadas ou da relação filogenética ou da natureza dos fitoconstituintes que contêm.

Tabela 2- Classificação farmacológica.[13]

Sl. No.	Pharmacological category	Example
1.	Drug acting on G.I.T.	
	Bitter	Cinchona, Quassia, Gentian
	Carminative	Fennel, Cardamom, Mentha
	Emetic	Ipecac
	Antiamoebic	Kurchi, Ipecac
	Laxative	Agar, Isabgol, Banana
	Purgative	Senna, Castor oil
	Cathartic	Senna
2.	Drug acting on Respiratory system	
	Expectorant	Vasaka, Liquorice, Ipecac
	Antitussive	Opium (codeine)
	Bronchodilators	Ephedra, Tea
3.	Drug acting on Cardiovascular system	
	Cardio tonic	Digitalis, Strophanthus, Squill
	Cardiac depressant	Cinchona, Veratrum
	Vasoconstrictor	Ergot
	Antihypertensive	Rauwolfia
4.	Drug acting on Autonomic nervous system	
	Adrenergic	Ephedra
	Cholinergic	Physostigma, Pilocarpus
	Anticholinergic	Datura, Belladonna
5.	Drug acting on Central nervous system	
	Central analgesic	Opium (morphine)
	CNS depressant	Belladonna, Opium, Hyoscyamus
	CNS stimulant	Tea, Coffee
	Analeptic	Nuxvomica, Camphor, Lobelia
6.	Antispasmodic	Datura, Hyoscyamus, Opium, Curare
7.	Anticancer	Vinca, Podophyllum, Taxus
8.	Antirheumatic	Aconite, Colchicum, Guggal
9.	Anthalmintic	Quassia, Vidang
10.	Astringent	Catechu, Myrobalans
11.	Antimalarial	Cinchona, Artemisia
12.	Immunomodulatory	Ginseng, Ashwagandha, Tulsi
13.	Immunizing agent	Vaccines, Sera, Anti toxin
14.	Drug acting on skin membrane	Beeswax, Wool fat, Balsam of Tolu, Balsam of Peru
15.	Chemotherapeutic	Antibiotics
16.	Local Anesthetic	Coca

Méritos

Este sistema de classificação pode ser utilizado para sugerir substitutos de medicamentos, se estes não estiverem disponíveis num determinado local ou momento.

Deméritos

Os medicamentos com diferentes acções no organismo são classificados separadamente em mais do que um grupo, o que causa ambiguidade e confusão. A cinchona é um medicamento antimalárico devido à presença de quinina, mas pode ser incluída no grupo de medicamentos que afectam o coração devido à ação antiarrítmica da quinidina.

Classificação química

Dependendo dos constituintes activos, os medicamentos em bruto são classificados. As plantas contêm vários constituintes como alcalóides, glicosídeos, taninos, hidratos de carbono, saponinas, etc. Independentemente dos caracteres morfológicos ou taxonómicos, as drogas com constituintes químicos semelhantes são agrupadas no mesmo grupo. Os exemplos são apresentados neste quadro.

Tabela 3- Classificação química.[13]

Sl. No.	Chemical constituent group	Examples
1.	Alkaloids	Cinchona, Datura, Vinca, Ipecac Nux vomica
2.	Glycosides	Senna, Aloe, Ginseng, Glycyrrhiza, Digitalis
3.	Carbohydrates and its derived products	Acacia, Tragacanth, Starch, Isabgol
4.	Volatile oil	Clove, Coriander, Fennel, Cinnamon, Cumin
5.	Resin and Resin combination	Benzoin, Tolu Balsam, Balsam of peru
6.	Tannins	Catechu, Tea
7.	Enzymes	Papain, Caesin, Trypsin
8.	Lipids	Beeswax, Kokum butter, Lanolin

Méritos

É uma abordagem popular para estudos fitoquímicos.

Deméritos

As ambiguidades surgem quando determinados medicamentos possuem uma série de compostos pertencentes a diferentes grupos de compostos.

Classificação quimio taxonómica

Este sistema de classificação baseia-se na semelhança química de um táxon, ou seja, baseia-se na existência de uma relação entre os constituintes de várias plantas. Há certos tipos de constituintes químicos que caracterizam certas classes de plantas. Isto dá origem a um conceito inteiramente novo de quimiotaxonomia que utiliza factos/caracteres químicos para compreender o estatuto taxonómico, as relações e a evolução das plantas. Por exemplo, os alcalóides do tropano ocorrem geralmente entre os membros de Solanaceae, servindo assim como marcador quimiotaxonómico. Do mesmo modo, outros metabolitos secundários de plantas podem servir de base para a classificação de drogas brutas. É o mais recente sistema de classificação que permite compreender melhor a relação entre os constituintes químicos, a sua biossíntese e a sua possível ação.

Classificação serotaxonómica

A serotaxonomia pode ser explicada como o estudo sobre a aplicação ou a utilidade da serologia na resolução de problemas taxonómicos. A serologia pode ser definida como o estudo da reação antigénio-anticorpo. Os antigénios são as substâncias que podem estimular a formação de anticorpos. Os anticorpos são moléculas proteicas altamente específicas produzidas pelas células plasmáticas do sistema imunitário. As proteínas são portadoras de informação taxonómica e são normalmente utilizadas como antigénio na serotaxonomia. Expressa as semelhanças e as dissemelhanças entre diferentes taxa, e estes dados são úteis na taxonomia. Determina o grau de semelhança entre espécies, géneros, famílias, etc., comparando a reação com antigénios de vários taxa de plantas com anticorpos presentes contra um determinado taxon. A serologia ajuda a comparar caraterísticas não morfológicas, o que contribui para os dados taxonómicos. Esta técnica também ajuda na comparação de proteínas individuais de diferentes taxa de plantas.

9. CULTIVO DA DROGA BRUTA

O cultivo produz plantas de melhor qualidade. Ajuda a selecionar as espécies, variedades ou híbridos que possuem os fitoconstituintes desejados, devido ao crescimento ambiental controlado, obtém-se um melhor produto vegetal e facilita as etapas de recolha e transformação quando comparadas com as fontes selvagens. O cultivo resulta na obtenção de plantas com o máximo de metabolitos secundários. Conduz à industrialização do país através do fornecimento regular de plantas. Serve como uma ferramenta útil para fins de investigação.

10. SOLOS, SEMENTES E MATERIAL DE PROPAGAÇÃO

As propriedades físicas, químicas e microbiológicas do solo desempenham um papel crucial no crescimento das plantas. A capacidade de retenção de água dos diferentes tamanhos de solo também afecta as plantas. O cálcio presente no solo é muito útil para algumas plantas, enquanto outras não necessitam de cálcio. As sementes a utilizar para o cultivo devem ser identificadas botanicamente, mostrando os pormenores da sua espécie, quimiotipo e origem. As sementes devem ser 100% rastreáveis. O material de origem deve cumprir os requisitos normalizados no que respeita à pureza e à germinação. Deve estar isento de pragas e doenças, a fim de garantir o crescimento saudável das plantas. Deve ser dada preferência às espécies resistentes ou tolerantes. Os materiais vegetais ou sementes derivados de organismos geneticamente modificados têm de cumprir os regulamentos nacionais e da União Europeia. A época em que as sementes devem ser semeadas e o estádio em que devem ser semeadas devem ser pré-determinados. Algumas sementes, como a canela, perdem a sua viabilidade se forem armazenadas durante um longo período e a percentagem de germinação será menor para as sementes que foram armazenadas durante muito tempo.

11. RECOLHA DE MEDICAMENTOS EM BRUTO

A recolha é a etapa mais importante que se segue ao cultivo. As drogas são recolhidas de plantas selvagens ou cultivadas e as tarefas de recolha dependem do coletor, quer seja um trabalhador qualificado ou não qualificado. As drogas devem ser recolhidas quando contêm a quantidade máxima de constituintes, de uma forma altamente científica. A época em que cada droga é colhida é muito importante, uma vez que a quantidade e, por vezes, a natureza dos constituintes activos podem ser alteradas ao longo do ano. Por exemplo, o ruibarbo é colhido apenas no verão, porque no inverno não estariam presentes derivados de antraquinona, mas os antranóis são convertidos em antraquinonas durante o verão. Não só a estação do ano, mas também a idade da planta devem ser tidas em grande consideração, uma vez que determinam não só a quantidade total de constituintes activos produzidos nas plantas, mas também as proporções dos constituintes da mistura ativa. A elevada proporção de pulegona nas plantas jovens de hortelã-pimenta será substituída por mentona e mentol e a redução da percentagem de alcalóides na datura à medida que a planta envelhece são exemplos do efeito do envelhecimento nas plantas.

Além disso, a composição de um certo número de metabolitos secundários das plantas varia ao longo do dia e da noite, pelo que se crê que alguma interconversão ocorreria durante o dia e a noite. Geralmente, as folhas são recolhidas imediatamente antes da época de floração, por exemplo, vasaka, digitalis, etc. Nesta altura, presume-se que toda a planta se encontra num estado saudável e contém uma quantidade óptima de metabolitos. As flores são colhidas antes de se expandirem completamente, por exemplo, cravinho, açafrão, etc. Uma vez que é muito difícil colher as partes exactas com valor medicinal, a farmacopeia oficial fixou uma certa quantidade de matérias estranhas que é permitida com o medicamento. Alguns frutos são colhidos após a sua maturidade completa, enquanto outros são colhidos depois de os frutos estarem maduros. As cascas são normalmente recolhidas na primavera, uma vez que são fáceis de separar da madeira durante esta estação. As cascas são recolhidas através de três técnicas: o abate (a casca é retirada após o corte da árvore na base), o desenraizamento (as raízes subterrâneas são escavadas e as cascas são recolhidas dos ramos e das raízes) e a talhadia (a planta é cortada um metro acima do nível do solo e as cascas são retiradas). As partes subterrâneas devem ser recolhidas e agitadas, espanadas para remover a terra aderente, pode proceder-se à lavagem com água se as partículas aderentes forem demasiado pegajosas com as partes vegetais. As drogas não organizadas devem ser recolhidas das plantas logo que escorram, por exemplo, resinas, látex, gomas, etc. Os medicamentos descoloridos ou afectados por insectos devem ser rejeitados.

12. COLHEITA DE DROGAS EM BRUTO

A colheita é uma operação importante na tecnologia de cultivo, uma vez que se reflecte nos aspectos económicos dos medicamentos em bruto. Um ponto importante que requer atenção aqui é o tipo de droga a ser colhida e os padrões farmacopeicos que ela precisa de atingir. A colheita pode ser efectuada de forma eficiente em todos os aspectos por trabalhadores qualificados. A seletividade é vantajosa na medida em que as drogas que não sejam genuínas, mas de aspeto semelhante, podem ser rejeitadas no local da colheita. É, no entanto, um trabalho laborioso e pode não ser económico. Em certos casos, não pode ser substituída por qualquer meio mecânico, por exemplo, digitalis, chá, vinca e folhas de senna. As drogas subterrâneas, como as raízes, os rizomas, os tubérculos, etc., são colhidas por meio de dispositivos mecânicos, como as escavadoras ou os elevadores. Os tubérculos ou raízes são cuidadosamente lavados em água para eliminar as matérias terrosas. As drogas que são constituídas por todas as partes aéreas são colhidas por aglutinantes por razões económicas. Muitas vezes, as flores, as sementes e os pequenos frutos são colhidos com um dispositivo especial conhecido como descascador de sementes. A técnica de bater a planta com bambus é utilizada no caso do cravinho. As algas marinhas que produzem ágar são colhidas com garfos de cabo longo. A hortelã-pimenta e a hortelã são colhidas pelo método normal com ceifeiras, enquanto as plantas de funcho, coentros e cominhos são arrancadas e secas. Após a secagem, as plantas são esmagadas ou batidas e os frutos são separados por joeira. Por vezes, são também utilizadas máquinas de ceifar para a sua colheita.

13. SECAGEM DE MEDICAMENTOS EM BRUTO

Antes de comercializar um medicamento em bruto, é necessário transformá-lo corretamente, de modo a conservá-lo durante mais tempo e também a adquirir uma melhor elegância farmacêutica. Esta transformação inclui várias operações ou tratamentos, consoante a origem do medicamento em bruto (animal ou vegetal) e a sua natureza química. A secagem consiste na remoção de um teor de humidade suficiente do medicamento em bruto, de modo a melhorar a sua qualidade e a torná-lo resistente ao crescimento de microrganismos. A secagem inibe parcialmente as reacções enzimáticas. A secagem também facilita a pulverização ou moagem de um medicamento em bruto. Em certos medicamentos, é necessário seguir alguns métodos especiais para atingir padrões específicos, por exemplo, a fermentação no caso da casca de Cinnamomum zeylanicum e das raízes de genciana. A fatiagem e o corte em pedaços mais pequenos são efectuados para melhorar a secagem, como no caso da glicirriza, do endro e da calumba. As flores são secas à sombra para conservar a cor e o teor de óleo volátil. Dependendo do tipo de constituintes químicos, pode ser utilizado um método de secagem para uma droga em bruto.

A secagem pode ser de dois tipos - (1) natural (secagem ao sol) e (2) artificial.

Secagem natural (secagem ao sol)

No caso da secagem natural, pode ser feita diretamente ao sol ou no telheiro. Se a cor natural da droga (digitalis, cravinho, senna) e os princípios voláteis da droga (hortelã-pimenta) se mantiverem, é preferível a secagem em telheiro. Se o conteúdo dos medicamentos for bastante estável à temperatura e à luz solar, os medicamentos podem ser secos diretamente ao sol (goma-arábica, sementes e frutos).

Secagem artificial

A secagem por meios artificiais inclui a secagem dos medicamentos: a) numa estufa, ou seja, em secadores de tabuleiros; b) em secadores de vácuo e c) em secadores por pulverização.

(a) Secadores de tabuleiros

As drogas que não contêm óleos voláteis e são bastante estáveis ao calor ou que necessitam de desativação de enzimas são secas em secadores de tabuleiro. Neste processo, o ar quente à temperatura desejada circula através dos secadores, o que facilita a remoção do teor de água das drogas (as raízes de beladona, a casca de cinchona, as folhas de chá e de framboesa e as gomas são secas por este método)

(b) Secadores a vácuo

Os medicamentos sensíveis a temperaturas mais elevadas são secos por este processo, por exemplo, o ácido tânico e as folhas de digitalis.

(c) Secadores por pulverização

Algumas drogas que são altamente sensíveis às condições atmosféricas e também à temperatura de secagem por vácuo são secas pelo método de secagem por pulverização. Esta técnica é utilizada para a secagem rápida de constituintes de plantas ou animais economicamente importantes, em vez de drogas em bruto. Exemplos de secagem por pulverização são o látex da papaia, a pectina, os taninos, etc.

14. GARBOSO (VESTIR)

O passo seguinte na preparação da droga em bruto para o mercado, após a secagem, é a garimpagem. Este processo é desejado quando é necessário remover areia, sujidade e partes orgânicas estranhas da mesma planta, que não constituem droga. Esta matéria orgânica estranha (matéria estranha) é removida por várias formas e meios disponíveis e praticáveis no local de preparação dos medicamentos. Se as matérias estranhas forem permitidas nos medicamentos em bruto, a qualidade do medicamento diminui e, por vezes, não ultrapassa os limites da farmacopeia. O excesso de caules no caso da lobélia e do estramónio deve ser removido, enquanto os caules, no caso do cravinho, devem ser eliminados. As drogas constituídas por rizomas devem ser cuidadosamente separadas das raízes, das radículas e das bases dos caules. Os pedaços de ferro devem ser retirados com o íman no caso das sementes de rícino antes da trituração e por deslocação no caso das folhas de vinca e de senna. Os pedaços de casca devem ser removidos por descasque, como no caso da goma-arábica.

15. ACONDICIONAMENTO DE MEDICAMENTOS EM BRUTO

A natureza morfológica e química do fármaco, a sua utilização final e os efeitos das condições climáticas durante o transporte e o armazenamento devem ser tidos em consideração ao embalar os fármacos. O Aloé é embalado em pele de cabra. A colofónia e o bálsamo de tolu são embalados em latas de querosene, enquanto a asafoetida é armazenada em recipientes bem fechados para evitar a perda de óleo volátil. O óleo de fígado de bacalhau, por ser sensível à luz solar, deve ser armazenado em recipientes que não sofram o efeito da luz solar, ao passo que as drogas de folha como o senna, a vinca e outras são prensadas e enfardadas. Os medicamentos que são muito sensíveis à humidade e, ao mesmo tempo, dispendiosos, requerem uma atenção especial, por exemplo, digitalis, ergot e squill. O esquilo torna-se flexível; a cravagem do centeio torna-se suscetível ao crescimento microbiano, enquanto o digital perde a sua potência devido à decomposição dos glicosídeos, se entrar em contacto com o excesso de humidade durante o armazenamento. Por conseguinte, os produtos químicos que absorvem o excesso de humidade (agentes dessecantes) do medicamento são incorporados nos recipientes. A colofónia tem de ser embalada em grandes massas para controlar a auto-oxidação. A casca de canela, que se encontra disponível sob a forma de espinhos, é embalada um dentro do outro espinho, de modo a facilitar o transporte e a evitar a volatilização do óleo da droga. As drogas brutas, como raízes, sementes e outras, não necessitam de atenção especial e são embaladas em sacos de artilharia, enquanto em alguns casos os sacos são revestidos internamente com polietileno. O peso de certas drogas em lotes também é mantido constante, por exemplo, o ópio indiano.

16. ARMAZENAMENTO DE MEDICAMENTOS EM BRUTO

A conservação de medicamentos em bruto requer um bom conhecimento das suas propriedades físicas e químicas. É possível manter uma boa qualidade dos medicamentos se estes forem conservados corretamente. Todos os medicamentos devem ser conservados em recipientes bem fechados e, eventualmente, cheios. Devem ser armazenados em locais à prova de água, de fogo e de roedores. Vários medicamentos absorvem humidade durante a sua armazenagem e tornam-se susceptíveis ao crescimento microbiano. Alguns medicamentos absorvem humidade até 25% do seu peso. A humidade não só aumenta o volume do medicamento, como também provoca uma diminuição da qualidade do medicamento em bruto. A humidade excessiva facilita as reacções enzimáticas que resultam na decomposição dos constituintes activos, por exemplo, folhas de digitalis e casca de cereja selvagem. A genciana e a cravagem sofrem infestação de bolor devido à humidade excessiva. A radiação devida à luz solar direta também provoca a destruição dos constituintes químicos activos, por exemplo, a cravagem, o óleo de fígado de bacalhau e a digitalis. A forma ou o formato do medicamento também desempenha um papel muito importante na preservação dos medicamentos em bruto. A colofónia na sua forma inteira (grandes massas) conserva se bem, mas se for armazenada em pó, oxida-se ou perde solubilidade em éter de petróleo. O esquilo, quando armazenado na forma de pó, torna-se higroscópico e forma uma massa borrachosa em caso de exposição prolongada ao ar. O óleo fixo na cravagem em pó torna-se rançoso durante a armazenagem. A fim de manter uma boa qualidade da cravagem, é necessário que a droga seja desengordurada com um solvente lipídico antes da armazenagem. A banha de porco, a gordura interna purificada do abdómen do porco, deve ser preservada contra o ranço através da adição de benjoim de siam. O oxigénio atmosférico também é destrutivo para vários medicamentos e, por conseguinte, estes são completamente enchidos em recipientes bem fechados ou o ar no recipiente é substituído por um gás inerte como o azoto; por exemplo, óleo de fígado de tubarão, papaína, etc. Para além da proteção contra alterações físicas e químicas adversas, a preservação contra ataques de insectos ou bolores também é importante. Diferentes tipos de insectos, nemátodos, vermes, bolores e ácaros infestam os medicamentos em bruto durante o armazenamento. Algumas das pragas mais importantes encontradas nos medicamentos são Coleoptera (Stegobium paniceum e Calandrum granarium), Lepidoptera (Ephestia kuchniella e Tinea pellionella) e Archnida ou ácaros (Tyroglyphus farinae e Glyophagus domesticus). Estas doenças podem ser evitadas através da secagem completa do medicamento antes da sua armazenagem e também através de um tratamento com fumigantes. Os fumigantes comuns utilizados para a armazenagem de medicamentos em bruto são o brometo de metilo, o dissulfureto de carbono e o ácido cianídrico. Por vezes, os medicamentos são objeto de um tratamento especial, como a calagem do gengibre e o revestimento da noz-moscada.

A temperatura é também um fator muito importante na conservação dos medicamentos, uma vez que acelera várias reacções químicas que levam à decomposição dos constituintes. Por conseguinte, a maioria dos medicamentos deve ser conservada a uma temperatura muito baixa. Os fitofármacos dispendiosos devem ser conservados a uma temperatura refrigerada em recipientes bem fechados. Pequenas quantidades de medicamentos em bruto podem ser facilmente armazenadas em recipientes herméticos, à prova de humidade e de luz, tais como latas, latas de metal cobertas ou recipientes de vidro âmbar. As caixas de madeira e os sacos de papel não devem ser utilizados para a armazenagem de medicamentos em bruto.[13]

17. ÂMBITO DA FARMACOGNOSIA:

A maioria das drogas brutas é obtida a partir de plantas e apenas um pequeno número provém de origens animais e minerais. As drogas obtidas a partir de plantas consistem em plantas inteiras ou nas suas partes. A efedrina e a datura são plantas inteiras, enquanto as folhas e as vagens de senna, as sementes de nux-vómica e a casca de cinchona são partes de plantas. As drogas brutas também podem ser obtidas por processos físicos simples, como a secagem (ópio) ou a extração com água (catechu, ágar). Várias outras substâncias úteis que afectam a saúde dos animais e dos seres humanos são também incluídas juntamente com os medicamentos em bruto no estudo da farmacognosia. Estas substâncias incluem alergénios, antibióticos, agentes aromatizantes, corantes, pesticidas, agentes imunizantes, veículos e auxiliares de diagnóstico. Seguem-se alguns exemplos de cada classe de medicamentos em bruto.[12]

Quadro 4 - Seguem-se alguns exemplos de cada classe de drogas brutas.[12]

Source	Examples
1. Vegetable	Cinnamon, digitalis, saffron, clove.
2. Animal	Bees wax, cantharides, cod-liver oil, gelatin.
3. Mineral	Chalk, bentonite, asbestos, talc, kaolin, fuller's earth.
4. Antibiotics	Penicillin, streptomycin, tetracycline.
5. Allergens	Pollen grains, mold spores, feathers, webs
6. Immunizing agents	Vaccines, sera, antitoxins.
7. Pesticides	Pyrethrin, rotenone, nicotine.

CAPÍTULO 5: ERVAS UTILIZADAS NOS SISTEMAS MEDICINAIS INDIANOS

17. INTRODUÇÃO

A Índia é uma terra de rica biodiversidade e de conhecimentos indígenas, nomeadamente de práticas etnomédicas tradicionais.[13] A história indiana das plantas medicinais remonta a 3500 a.C.[1] 2 Diz-se que o sistema de medicina popular da Índia utiliza cerca de 5000 espécies de plantas diferentes com cerca de 25 000 formulações como medicamentos para várias doenças, enquanto os curandeiros tribais utilizam cerca de 8000 plantas selvagens com quase 1 75 000 preparações. O sistema clássico de medicina indígena indiana prescreve cerca de 10.000 preparações documentadas.[14] A medicina tradicional indiana baseia-se em diferentes sistemas, incluindo Ayurveda, Siddha e Unani.[13]

18. AYURVEDA

Na Índia, o sistema de medicina ayurvédica desenvolveu uma utilização extensiva de medicamentos a partir de plantas que remonta, pelo menos, a 1000 a.C. O sistema indiano de medicina O sistema de medicina ayurvédica é aceite como o mais antigo sistema médico escrito, que também é suposto ser mais eficaz em certos casos do que as terapias modernas. A origem da Ayurveda perdeu-se na antiguidade pré-histórica, mas os seus conceitos foram cultivados entre 2500 e 500 a.C. na Índia. A Ayurveda é considerada o sistema médico mais antigo, que surgiu cerca de 900 a.C. A palavra Ayurveda significa Ayur, que significa vida, e Veda, que significa ciência. Assim, Ayurveda significa literalmente ciência da vida. A mitologia hindu indiana refere quatro Veda escritos pelos arianos: Rig Veda, Sam Veda, Yajur Veda e Atharva Veda. Diz-se que o Ayurveda é um Upaveda (parte) do Atharva Veda. O Charaka Samhita (1900 a.C.) é o primeiro livro registado com o conceito de prática da Ayurveda. Descreve 341 plantas e produtos vegetais utilizados na medicina. O Sushruta Samhita (600 a.C.) foi a literatura ayurvédica seguinte que dá especial ênfase à cirurgia. Descreveu 395 plantas medicinais, 57 medicamentos de origem animal, 4 minerais e metais como agentes terapêuticos.

Princípios básicos da ayurveda

De acordo com a antiga filosofia indiana, o universo é composto por cinco elementos básicos ou pancha bhutas: prithvi (terra), jal (água), tejas (fogo), vayu (ar) e akash (espaço). Tudo no universo, incluindo os alimentos e os corpos, deriva destes bhutas. Existe, portanto, uma harmonia fundamental entre o macrocosmo (o universo) e o microcosmo (o indivíduo).

A teoria de Pancha Bhuta e o corpo humano:

O corpo humano está num estado de fluxo contínuo ou de equilíbrio dinâmico. Os pancha bhutas são representados no corpo humano como os doshas, dhatus e malas. Existem três doshas no corpo. São eles vata, pitta e kapha. Existem equivalentes diretos para estes três doshas, conhecidos como tridoshas. No entanto, os factores responsáveis pelo movimento e pela sensação numa única célula/em todo o corpo são os representantes de vata; este explica todos os fenómenos biológicos que são controlados pelas funções do sistema nervoso central e autónomo. Os factores responsáveis pela digestão, metabolismo, construção de tecidos, produção de calor, pigmentação do sangue, actividades das glândulas endócrinas e energia são os representantes de pitta. Os factores responsáveis pelo fortalecimento do estômago e das articulações, pela firmeza dos membros e pela renovação dos órgãos dos sentidos são os representantes de kapha. Existem algumas áreas especiais no corpo em que cada dosha predomina, nomeadamente o peito para kapha, os órgãos digestivos para pitta e o intestino grosso para vata.

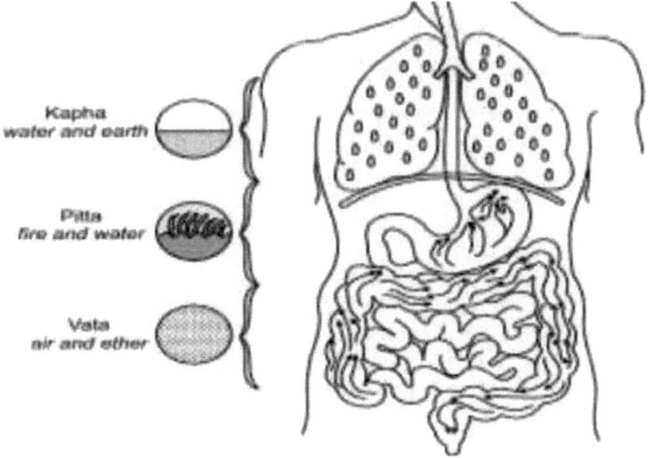

Fig :18-As sedes dos três dohas: Vata, Pitta e Kapha

Os dhatus são os constituintes do corpo e formam a estrutura básica do corpo; cada um tem as suas próprias funções. Os dhatus são em número de sete: rasa (sucos alimentares), rakta (porção de hemoglobina do sangue), mamsa (tecido muscular), medas (tecido adiposo), asthi (tecido ósseo), majja (medula óssea) e shukra (sémen). Os malas são os subprodutos dos dhatus, em parte utilizados pelo organismo e em parte excretados como resíduos após o fim do processo de digestão. Estes desempenham um papel de apoio enquanto estão no corpo, e quando são eliminados, o seu papel de apoio termina. Os elementos úteis absorvidos pelo corpo são retidos como prasad (matéria útil), enquanto os excretados são conhecidos como malas (matéria residual). Os principais malas são a mutra (urina), o shakrit (fezes) e o sweda (suor). Os doshas, os dhatus e os malas devem estar num estado de equilíbrio perfeito para que o corpo se mantenha saudável. Qualquer desequilíbrio entre estes constituintes resulta em problemas de saúde e doenças.

Propriedades das ervas

As ervas ayurvédicas são descritas e classificadas de acordo com cinco propriedades principais: rasa (sabor), guna (propriedades físico-químicas), veerya (potência), vipaka (efeito pós-digestivo) e prabhava (efeito único do medicamento). Quando o processo digestivo se inicia, o alimento ou o medicamento sofre a ação dos agnis (vários sucos digestivos) e das enzimas. Rasa divide-se em seis tipos principais: madhura (doce), amla (azedo), lavana (salgado), katu (picante), tikta (amargo) e kashaya (adstringente). Cada sabor é constituído por uma combinação de dois dos cinco elementos básicos (terra, água, fogo, ar e éter). Cada sabor tem os seus próprios efeitos nos três doshas corporais (vata, pitta e kapha).

Tabela 5-Classificação de Rasa.[13]

Rasa	Elements	Action
Madhura (sweet)	Earth + water	Increases *kapha*, decreases *pitta*
Amla (sour)	Earth + fire	Increases *kapha/pitta*, decreases *vata*
Lavana (salty)	Water + fire	Increases *kapha/pitta*, decreases *vata*
Katu (pungent)	Fire + air	Increases *vata/pitta*, decreases *kapha*
Tikta (bitter)	Air + ether	Increases *vata*, decreases *kapha/pitta*
Kashaya (astringent)	Air + earth	Increases *vata*, decreases *kapha/pitta*

Guna representa os aspectos físicos de uma substância medicinal.

Existem cinco classes principais de guna, e cada classe corresponde a um dos elementos principais (mahabhutas): a untuosidade corresponde à água; o peso à terra; a agudeza e a nitidez ao fogo; a secura ao ar; e a luz ao éter. Os gunas são geralmente considerados em pares: frio/quente, húmido/seco, macio/duro e estável/instável, etc. Veerya representa o princípio ativo ou a potência de um medicamento. As duas divisões são sita veerya (indica o varag de kapha) e ushna veerya (indica o varag de pitta); vata permanece tampão.

Vipaka é a qualidade que uma substância adquire depois de ter sido submetida à ação do organismo (após a digestão). Os três tipos de vipaka são madhura (aumenta kapha), azedo (aumenta pitta) e katu (aumenta vata). Os tipos de alimentos responsáveis por madhura, azedo e katu são os hidratos de carbono, as proteínas e as gorduras, respetivamente. Prabhava é a atividade ou influência de uma droga no corpo. Os medicamentos podem ter o mesmo rasa, guna, veerya e vipaka, mas o prabhava pode ser diferente devido à sua composição química.

Ramos da ayurveda

A Ayurveda defende que existe uma relação definitiva entre a doença e o estado metafísico de um indivíduo. A sua abordagem ao tratamento médico consiste em centrar-se na pessoa e não na doença.

A Ayurveda tem oito ramos: Kaya Chikitsa (medicina), Salya Chikitsa (cirurgia), Salakya

Chikitsa (tratamento otorrinolaringológico), Bala Chikitsa (tratamento pediátrico), Jara Chikitsa (tratamento relacionado com a genética), Rasayana Chikitsa (tratamento com produtos químicos), Vajikarama Chikitsa (tratamento com rejuvenescimento e afrodisíacos), Graham Chikitsa (efeitos planetários) e Visha Chikitsa (toxicologia). O sistema de medicina tibetano, que é o principal meio de subsistência da maioria do povo tibetano, não só na Índia, mas também nos países vizinhos, foi desenvolvido a partir da Ayurveda ou influenciado por ela. A investigação no domínio da medicina tradicional confirmou a eficácia da maioria das substâncias naturais utilizadas pelos praticantes da Ayurveda. O princípio, o tratamento e a filosofia da Ayurveda são um dos melhores sistemas que satisfazem as necessidades dos seres humanos. Tem muitas receitas boas sem muitos efeitos secundários. Assim, a Ayurveda formula a abordagem holística do tratamento, submetendo o corpo como um todo e dando pouca importância ao Roga balam. Esta pode ser a razão para um tratamento demorado na Ayurveda, mas os resultados duram muito tempo.

19. SISTEMA DE MEDICINA SIDDHA

A medicina Siddha é praticada no Sul da Índia. A origem da língua tamil é atribuída ao sábio Agasthya, e a origem da medicina siddha também lhe é atribuída. Antes da ocupação ariana da região de Sind e da planície do Ganges, existia no sul da Índia, nas margens dos rios Cauvery e Tamirapani, uma civilização altamente organizada.

1. Esta civilização tem um sistema de medicina para lidar com os problemas de saneamento e tratamento de doenças. Este é o sistema de medicina Siddha.

2. A terapêutica dos medicamentos Siddha consiste principalmente na utilização de metais e minerais, ao passo que na antiga ayurveda se menciona o mercúrio, o enxofre, o cobre, o arsénico e o ouro como agentes terapêuticos.

Princípio do sistema de medicina Siddha

O universo é constituído por duas entidades essenciais: **a matéria e a energia.** Os Siddhas chamam-lhes Siva (masculino) e Shakti (feminino, criação). A matéria não pode existir sem a energia que lhe é inerente e vice-versa. As duas coexistem e são inseparáveis. São os elementos primordiais (bhutas) e não devem ser confundidos com a química moderna.

Os seus nomes são munn (sólido), neer (fluido), thee (brilho), vayu (gás) e aakasam (éter). Estes cinco elementos (bhutas) estão presentes em todas as substâncias, mas em diferentes proporções. A terra, a água, o fogo, o ar e o éter são manifestações dos cinco elementos. O ser humano é constituído por estes cinco elementos, em diferentes combinações. A função fisiológica do corpo é mediada por três substâncias (dravyas), que são constituídas pelos cinco elementos. São elas vatham, pitham e karpam. Em cada uma das células do corpo, estes três doshas coexistem e funcionam harmoniosamente. Os tecidos são chamados dhatus. Vatham é formado por aakasam e vayu. Vatham controla as acções nervosas como o movimento, a sensação, etc. Pitham é formado por thee e controla a atividade metabólica do corpo, a digestão, a assimilação e o calor, etc. Karpam é formado por munn e neer e controla a estabilidade. Quando o seu equilíbrio é perturbado, instala-se a doença.

Tridoshas segundo a medicina Siddha

Os tridoshas estão envolvidos em todas as funções do corpo, físicas, mentais e emocionais.

1. **Vatham:** Caracteriza-se pela secura, leveza, frieza e motilidade. Formado por aakasam e vayu, controla a ação nervosa que constitui o movimento, a atividade, a sensação, etc. Vatham predomina no osso. Vatham predomina no primeiro terço da vida quando as actividades, o crescimento, a agudeza da função dos sentidos são maiores.

2. **Pitham:** Calorificador da força nervosa do corpo. Formado por ti, controla a atividade metabólica do corpo, a digestão, o calor, o brilho, o intelecto, a assimilação, etc. Pitham predomina no sangue tissular. Pitham predomina no segundo terço da vida.

3. **Karpam:** Suavidade, firmeza, viscosidade, peso. Formado por munn e neer, controla a estabilidade do corpo, como a força, a potência e o bom funcionamento das articulações. O Karpam predomina noutros tecidos. O Karpam predomina no último terço da vida. Diminuição da atividade de vários órgãos e membros.

Os sete dhatus são os seguintes: 1. Rasa (linfa). 2. Kurudhi (sangue). 3. Tasai (músculo). 4. Kozhuppu (tecido adiposo). 5. Elumbu (osso). 6. Majjai (medula óssea). 7. Sukkilam e artavam (hormonas masculinas e femininas).

Método de tratamento

Os tratamentos para o desequilíbrio dos Tridoshas são constituídos pelos cinco elementos. Os medicamentos são constituídos pelos cinco elementos. Substituindo um medicamento dos mesmos constituintes (guna), o equilíbrio é restabelecido. A correção do desequilíbrio é feita através da substituição do medicamento que é predominantemente de natureza oposta. Um exemplo de desequilíbrio vatham é frio, seco; assim, o tratamento será oleoso e caloroso. Para a inatividade dos membros, prescreve-se massagem e atividade. Se o pitham dosha estiver aumentado, produz-se calor; para diminuir o pitham, administra-se sândalo, interna ou externamente, devido às suas caraterísticas frias.

Os cinco tipos de vayu são os seguintes:

1. **Prana:** localizado na boca e nas narinas (inalado); ajuda a ingestão.
2. **Apana:** localizado na extremidade anal (expulso); eliminação, expulsão.
3. **Samana:** equalizador, ajuda a digestão.
4. **Vyana**: circulação do sangue e dos nutrientes.
5. **Udana:** Funções nas vias respiratórias superiores.

Farmácia Siddha

Mercúrio: O mercúrio ocupa um lugar muito importante na medicina Siddha. É utilizado como agente catalítico em muitos dos seus medicamentos. Quando o mercúrio é utilizado, é-o em combinação com enxofre. A adição de enxofre destina-se a controlar a fluidez do mercúrio, que se converte em sulfito de mercúrio, insolúvel em ácidos minerais.

Os siddhas utilizavam cinco formas de mercúrio: 1. Mercúrio metálico - rasam. 2. Sulfureto vermelho de mercúrio - lingam. 3. Cloreto de mercúrio-veeram. 4. Subcloreto de mercúrio (cloreto de mercúrio)-pooram. 5. Óxido vermelho de mercúrio-rasa chenduram.

Classificações da medicina Siddha:

1. **Uppu (Lavanam):** Drogas que se dissolvem na água e que se decompõem quando colocadas no fogo, libertando vapores (compostos inorgânicos solúveis em água). Existem 25 variedades e designam-se por kara-charam, sais e álcalis.
2. **Pashanam:** Medicamentos que não se dissolvem na água mas que libertam vapor

quando incendiados (compostos inorgânicos insolúveis em água).

3. **Uparasam:** Drogas que não se dissolvem na água (substâncias químicas semelhantes ao Pashanam mas que diferem nas suas acções), tais como mica, ferro magnético, antimónio, sulfato de zinco, pirites de ferro, sulfato ferroso.

4. **Loham:** Metais e ligas de minerais (insolúveis em água, fundem ao fogo e solidificam ao arrefecer) como o ouro, a prata, o cobre, o ferro, o estanho e o chumbo.

5. **Rasam:** Drogas solúveis (sublimadas ao fogo e transformadas em pequenos cristais), tais como amálgamas de mercúrio e compostos de mercúrio, arsénico.

6. **Gandhakam:** Enxofre insolúvel na água, que se queima quando colocado no fogo.

7. **Ratnas e uparatnas:** São descritas treze variedades, tais como coral, lapislazuli, pérolas, diamantes, jade, esmeralda, rubi, safira, opala, vaikrantham, rajavantham, spatikam harin mani.

As preparações comuns dos medicamentos Siddha são:

1. Bhasma (Metais e minerais calcinados).
2. Churna (pós).
3. Kashaya (decocções).
4. Lehya (confeções).
5. Ghrita (preparações à base de ghee) e taila (preparações à base de óleo).
6. Chunna (preparações metálicas que se tornam alcalinas).
7. Mezhugu (preparações cerosas).
8. Kattu (preparação impermeável à água e às chamas.

Enxofre: O enxofre calcinado ou óxido vermelho de enxofre pode ser obtido solidificando-o primeiro pelo método Siddha de purificação. Em pequenas doses, conserva o corpo, é diaforético e alterador. É utilizado como remédio externo e interno contra doenças da pele, artrite reumática, asma, iterícia e envenenamento do sangue.

Arsénio: De acordo com o Siddha kalpa, o arsénico purificado e consolidado é eficaz contra todas as febres, asma e anemia.

Ouro: É um alterativo, um tónico nervoso, um antídoto contra os venenos e um poderoso estimulante sexual. É muito pouco absorvido pelo organismo. É necessário ter cuidado para que a calcinação do ouro seja libertada do estado metálico e do brilho para garantir uma absorção segura no sistema. Assim, estes medicamentos e minerais metálicos podem ser analisados quanto à sua atividade antiviral, imunoestimulante e imunomoduladora. Uma vez que as pessoas seronegativas tomaram medicamentos Kalpha para rejuvenescimento e vida longa, acredita-se que se a terapia Kayakapla for investigada exaustivamente utilizando parâmetros modernos, poderá ser possível descobrir se estes medicamentos podem ser utilizados para benefícios preventivos ou curativos na SIDA ou noutras doenças.

Quadro 6 -Efeitos **das ervas ayurvédicas vulgarmente propagadas no mercado".**[14]

Herbs/Plants	Ayurvedic Perspective	Results of Improper Usage
Curcuma/turmeric	• Anti-inflammatory and anticarcinogenic actions. • Pungent and bitter in taste (katu, tikta), dry in quality (guna), hot in potency (veerya), and pungent in its postdigestive taste (vipaka). • It is used in vitiated states of kapha and pitta.	• It dries out patients' stools. Not to be given in vata conditions, with overuse drying out the body and intestine, leading to constipation. • Very high doses of oleoresin of Curcuma, given over 3 to 4 months, shows a dosedependent increase in the weight of recipients' liver and thyroid glands, as well as epithelial changes in their bladders and kidneys. Contraindicated in patients with thrombocytopenia, platelet disorders, and gallstones and those receiving aspirin and warfarin. • High doses or prolonged use can cause digestive problems, including stomach irritation, heartburn, nausea, or diarrhea; even ulcers. Can also make gallbladder problems worse, especially in conditions like bile duct obstruction and gallstone disease. Slows blood clotting, increasing the risk of bruising and bleeding in people with bleeding disorders. Spices contain many chemically active compounds. Most owe their flavoring properties to volatile oils, and some to fixed oils and small amount of resin, known as oleoresins. • Spices' flavor is due to a blend of compounds, including alcohols, phenols, esters, terpenes, organic acids, resins, alkaloids, and sulfur-containing compounds, in various proportions. • In addition to these flavoring components, each spice contains components such as proteins, carbohydrates, fiber, minerals, tannins, and polyphenols. Some of the phytochemicals in commonly used spices are toxic to humans, unless the spices concerned are first dried under shade or sun. • Drying serves to evaporate volatile phytochemicals. Turmeric should

		not be used in raw form, for this reason. It has been found to control a variety of agricultural and animal pests—its bioactive constituents interfering with insect behavior and growth. Products containing turmeric have also been found useful as insect repellents and insecticides.
Ginger	Pungent taste, be light and unctuous in quality, hot in potency and sweet postdigestion; help reduce patients' kapha and vata and increases their pitta.	• People who take ginger regularly, in pitta condition, or having pitta prakruti, may develop pitta-related problems. This may, in turn, lead to inflammatory skin problems or to gastrointestinal diseases such as hyperacidity, intestinal inflammation, hemorrhoids. • Long-term use may also cause constipation. It can also interact with anti-inflammatory medications like ibuprofen as well as anticoagulants such as aspirin, warfarin, and heparin. • Side effects include increased bleeding, as well as the development of rashes, itching, and swelling of the tongue, lips, and/or throat.
Aloe vera	• Bitter and a sweet taste, a heavy, unctuous and slimy quality, a cold potency, and a pungent postdigestive taste. • It is good in vitiated conditions of pitta and vata. • Used in various inflammatory diseases, as well as in skin and liver disease.	• Improper use may cause complications, producing problems arising from kapha and ama (metabolic toxins). • Long-term use of the latex form of Aloe vera can result in potassium deficiency.8 It should not be taken orally in inflammatory intestinal diseases like Crohn's disease, ulcerative colitis, or appendicitis, nor used during pregnancy. Oral ingestion has been shown to be unsafe, especially at high doses, with evidence that some of its constituents may be carcinogenic • Latex form, can also harm the kidneys, potentially causing serious kidney disease and even death. • The US Food and Drug Administration became concerned about the safety of Aloe vera latex, which was an ingredient in many laxative products. •

Tulsi (Ocimum sanctum) 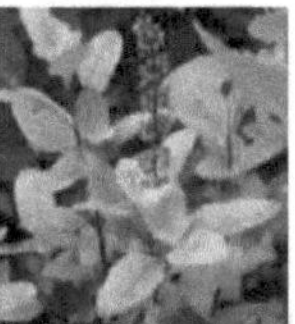 **Fig: 19-Tulsi (Ocimum sanctum)**	• Taste both pungent and bitter Light and dry in quality, hot in potency, and pungent in its postdigestive taste. • Increases pitta and decreases both kapha and vata. • Administered against worms and parasites, insect poisoning, and in cases of toxicity.	• Improper and excessive use may aggravate pitta, causing pitta- and blood-related disorders. • Its marked antifertility action makes its prolonged use in male and female sterility contraindicated. • For example, an extract of fresh tulsi leaves, containing benzene, fed to male rats reduced their total sperm count, sperm motility, and the weight of their testes. • A 3-month program of feeding tulsi leaves (200 and 400 mg/kg) to adult male and female albino rats, along with a normal diet, decreased the former's sperm count, sperm motility, and the weight of their reproductive organs. Among the 7 tissues (dhatus) mentioned in ayurveda, reproductive tissue is noted as the last, with a direct relation with ojus. • Ojus related to the body's immunity, arising from the strength of all the body tissues, especially the sukra (male or female reproductive tissue). • A plant that affects the sukra will also affect the ojus, depleting the body's immunity.
Moringa (Moringa oleifera) 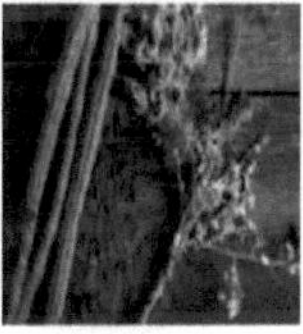 **Fig :20-Moringa (Moringa oleifera)**	• Moringa is mostly grown in the south of India, where its fruits and leaves are used as a vegetable. • Ayurveda uses the plants' roots and bark for medicinal purposes. • It is sweet and bitter in taste, sharp and light in quality, hot in potency, and pungent in postdigestion. • It is seen to pacify kapha	• Produces burning sensation due to an increase in pitta. • Excessive use may cause constipation. • It is not advised in pregnant women, as some studies show an abortifacient effect. • These factors make it generally ill-advised to consume moringa regularly, or in large doses.

Guduchi/Amrut (Tinospora cordifolia) 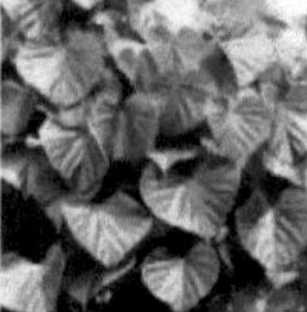 **Fig: 21- Guduchi**	• It has a bitter taste, is heavy in quality, hot in potency, and sweet in postdigestion. • It pacifies all 3 of the body's doshas	• It causes mild constipation in some people. • It increases the force of ventricular contraction, produces bradycardia, and causes a marked but transient fall in blood pressure. • It is also mild diuretic, significantly decreasing blood urea levels in uremic patients.
Pippali (Piper longum) 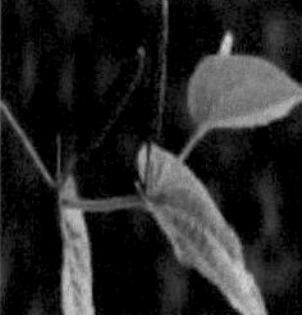 **Fig :22- Pippali (Piper longum)**	• Bioavailability enhancer It is seen to be sweet and pungent in taste, unctuous in quality, hot in potency, and sweet in postdigestive action. • It pacifies vata and kapha, increases pitta, and is slightly laxative. • An immune modulatory plant.	• Being misunderstood as a form of pepper • Not used in cooking Excessive use of pippali creates a burning sensation. • As a rasayana treatment, pippali is taken with milk, to reduce its after-effects. • Pippali also has a potent antifertility activity and should not be used in the first trimester of pregnancy.
Aswagandha (Withania somnifera) 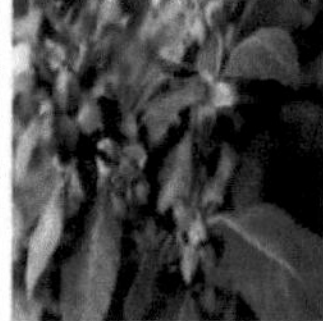 **Fig :23- Aswagandha (Withania somnifera)**	• Bitter and astringent in taste, light and unctuous in quality, hot in potency, and sweet in post digestive action. • It pacifies vata and kapha, and increases pitta. Its actions on the central nervous system mean that it is mostly used in patients with mental health conditions	• Extracts from its roots are known to have both hypnotic and sedative effects, due to the presence of the alkaloid somniferin. • It is contraindicated in pregnancy and in arterial congestion. • Large dose may cause diarrhea and vomiting.

Triphala: Terminalia chebula (Haritaki), Terminalia bellirica (Bibhitaki), Emblica officinalis (Amalaki) 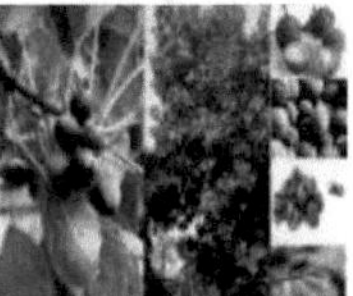 Fig: 24- Terminalia bellirica	• A combination from 3 plants fruit. • It drives out body toxins by unblocking the body's channels (srothus).	• Administered during increased body toxins results in symptoms like headaches, rashes, nausea, gastric disturbances, such as flatus and diarrhea, and dehydration. • In people taking blood-thinning medications, and is not advised in conditions like diarrhea or loose or sluggish stools. • Pregnant women and lactating mothers should also consult their doctors before taking or continuing it. • Wrongly prescribed and consumed, triphala can cause mucus destruction in the intestines. • Long-term use can also lead to drying of the intestinal flora in some patients. Assessment of the in vitro effects of triphala have shown that these compounds may inhibit the actions of drug metabolizing enzymes.

21. SISTEMA DE MEDICINA UNANI

O sistema de medicina Unani foi criado na Grécia pelo filósofo e médico grego Hipócrates (460-377 a.C.), que libertou a medicina do domínio da superstição e da magia e lhe conferiu o estatuto de ciência. O quadro teórico da medicina Unani baseia-se nos ensinamentos de Hipócrates. Depois dele, vários outros académicos gregos seguiram consideravelmente o sistema. Entre eles, Galeno (131-212 d.C.) foi quem estabilizou os seus alicerces, sobre os quais médicos árabes como Raazes (850-925 d.C.) e Avicena (980-1037 d.C.) construíram um edifício imponente. A medicina Unani adquiriu a sua importância entre os outros sistemas de medicina tradicional no Egito, Síria, Iraque, Pérsia, Índia, China e outros países do Médio Oriente e do Extremo Oriente. Na Índia, os árabes introduziram o sistema de medicina Unani, que rapidamente enriqueceu na Índia. Quando os mongóis devastaram as cidades da Pérsia e da Ásia Central, os académicos e os médicos da medicina Unani fugiram para a Índia. Os sultões de Deli, os Khiljis, os Tughlaqs e os imperadores Mughal concederam patrocínio estatal aos académicos e até inscreveram alguns como funcionários do Estado e médicos da corte. Durante os séculos XIII e XVII, a medicina Unani foi firmemente enraizada na Índia por Abu Bakr Bin Ali

Usman Kasahani, Sadruddin Damashqui, Bahwabin Khwas Khan, Ali Geelani, Akabl Arzani e Mohammad Hoshim Alvi Khan. O Unani considera que o corpo humano é constituído por sete componentes. Arkan (elementos), mizaj (temperamentos), aklath (humores), anza (órgãos), arawh (espíritos), Quo (faculdades) e afal (funções), cada um dos quais tem uma relação estreita com o estado de saúde de um indivíduo. O médico tem em conta todos estes factores antes de diagnosticar e prescrever um tratamento. A medicina Unani baseia-se na filosofia grega. De acordo com os princípios básicos da medicina Unani, o corpo é constituído pelos quatro elementos básicos, ou seja, Terra, Ar, Água e Fogo, que têm temperamentos diferentes, ou seja, Frio, Quente, Húmido e Seco. Após a mistura e interação dos quatro elementos, surge um novo composto com um novo temperamento, ou seja, Quente Húmido, Quente Seco, Frio Húmido e Frio Seco. O corpo tem os órgãos simples e compostos, que se alimentam através de quatro humores, ou seja, sangue, fleuma, bílis amarela e bílis negra. Os humores também designam o temperamento, tal como o sangue, ou seja, quente e húmido; a fleuma é fria e quente, a bílis amarela é quente e seca e a bílis negra é fria e seca. A saúde é um estado do corpo em que há equilíbrio nos humores e as funções do corpo são normais, de acordo com o seu próprio temperamento e o ambiente. Quando o equilíbrio dos humores é perturbado e as funções do corpo são anormais, de acordo com o seu próprio temperamento e o ambiente, esse estado é designado por doença. A medicina Unani acredita na promoção da saúde, na prevenção das doenças e na cura. A saúde do ser humano baseia-se nos seis elementos essenciais (Asbabe Sitta Zaroorya), se estes forem seguidos, a saúde mantém-se; caso contrário, haverá doenças. Os seis elementos essenciais são o ar atmosférico, as bebidas e os alimentos, o sono e a vigília, a excreção e a retenção, a atividade física e o repouso e a atividade mental e o repouso.[13]

20. ERVAS E SUAS UTILIZAÇÕES

Spilanthes acmella

O género Spilanthes é composto por 60 espécies distribuídas nas regiões tropicais e subtropicais. Esta planta está amplamente distribuída nas regiões tropicais e subtropicais, incluindo a América, o Norte da Austrália, África, Malásia, Bornéu, Índia e Sri Lanka. Indigenamente conhecida na Índia como planta da dor de dentes, planta do globo ocular, paracress ou Akarkara. A Spilanthes tem sido amplamente utilizada na prática médica tradicional para aliviar a dor de dentes devido ao entorpecimento produzido pela mastigação das cabeças das flores, também como diurético de alça, melhorando a digestão, como anti-malária, relaxante muscular, tratamento de dor de garganta, gripe, dor de cabeça, febre e enrugamento da pele. Os componentes bioactivos incluíam alquilamidas lipofílicas, principalmente o espilantol isolado dos botões florais, que actuam contra micróbios, incluindo espécies de estreptococos, Enterococcus, Escherichia, Klebsiella e Salmonella. O extrato clorofórmico de S. acmella apresentou atividade antimicrobiana contra espécies de Streptococcus com CIM de 256 μgfMl

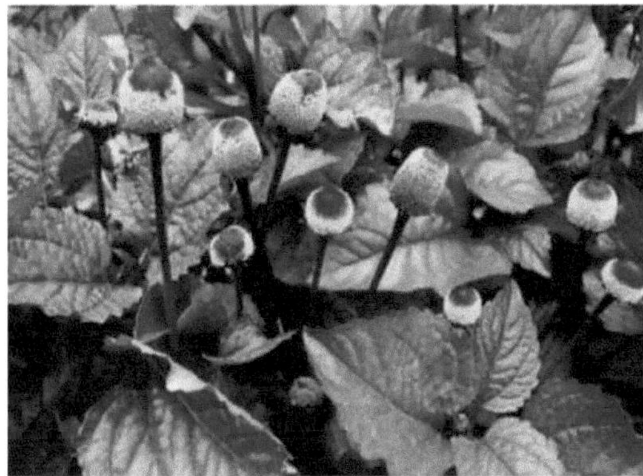

Fig: 25- Spilanthes acmella

Prosopis spicigera

É conhecida em várias línguas indianas como Jand (Hindi)/ Vanni (Tamil)/ Shami (Sânscrito), Prosopis spicigera é um membro da família Fabaceae que cresce nas regiões áridas do mundo. A fração etanólica do extrato de folha de P. spicigera que contém o alcaloide piperidina spicigerin mostra uma atividade significativa contra espécies de Streptococcus incluindo S.mutans e S.bovis com o menor MIC sendo 4,88 μg/ml. O sistema de medicina tradicional indiana utiliza várias partes da planta para tratar doenças incluindo hipertensão, reumatismo e disenteria entre muitas outras.

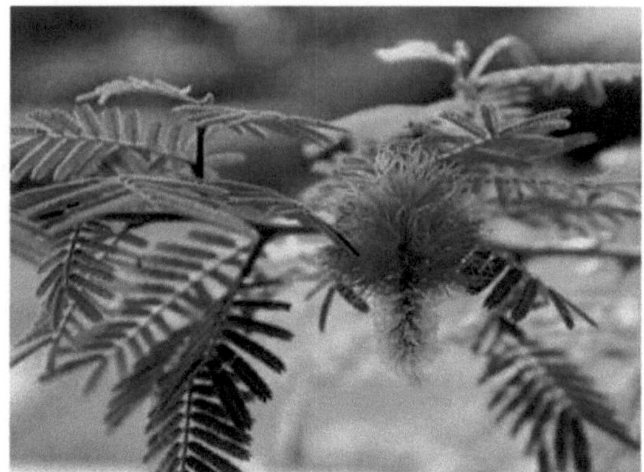

Fig: 26- Prosopis spicigera

Curcuma longa (Cúrcuma)

A curcuma é uma planta herbácea perene que pertence à família do gengibre, Zingiberaceae. Mais conhecida como haldi na Índia, a curcuma tem sido referida como a "especiaria dourada da vida" por antigos curandeiros indianos e praticantes de medicina popular. Tem acções anti-inflamatórias, coleréticas, antimicrobianas e carminativas comprovadas. O sistema tradicional indiano de medicina Ayurveda utiliza preparações de curcuma para doenças respiratórias, incluindo asma, hiperatividade brônquica, alergia, tosse e corrimento nasal. Pensa-se que a curcuma tem muitas propriedades medicinais, incluindo o reforço da energia geral do corpo, a melhoria da digestão e o combate a vários problemas gastrointestinais. A Sortase A é uma enzima que comprovadamente desempenha um papel na modulação das propriedades da superfície e da capacidade de formação de biofilme e influencia a cariogenicidade do Streptococcus mutans. O fitoquímico Curcumina isolado das raízes da planta da curcuma pode inibir a S. mutans sortase A purificada com uma concentração inibitória máxima (IC50) de (10,2 ± 0,7) pmol/l, que é inferior à concentração inibitória mínima (CIM) de 175 pmol/l.

Piper cubeba

Conhecida vulgarmente como pimenta longa, pimenta de cauda, pimenta de Java ou kabab-chini na Índia, a Piper cubeba pertence à família das Piperaceae. Foi também descrita por Hipócrates, que a mencionou como um medicamento e não como uma especiaria. Planta perene com um caule trepador, várias partes têm sido utilizadas desde tempos antigos pelos principais contribuintes para a arte e ciência da prática tradicional ayurvédica como elixir bucal para curar a halitose, como expetorante para a tosse, perda de voz e febre. As propriedades antioxidantes, anti-inflamatórias e antimicrobianas foram investigadas e documentadas nos últimos tempos. Os extractos de acetona, metanol e etanol de P.cubeba mostraram atividade contra duas espécies de Streptococcus, nomeadamente, S. aureus e S.mutans causador de cáries com uma CIM de 50 mg/mL. O fruto de P. longum contém muitos alcalóides e compostos relacionados, o mais abundante dos quais é a piperina, juntamente com metil piperina, pipernonalina e piperetina.

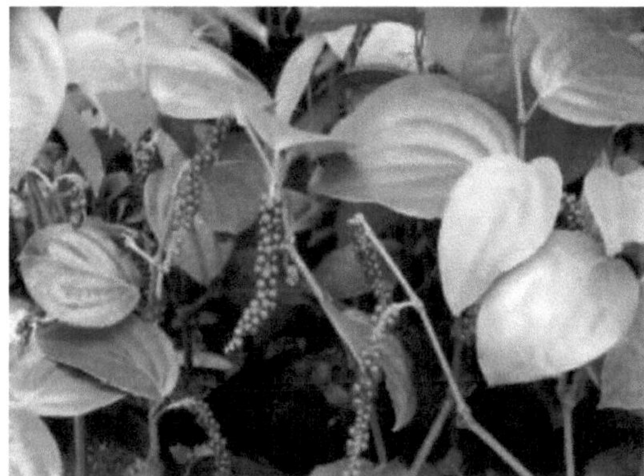

Fig: 27- Piper cubeba

Morus alba

Morus alba, vulgarmente conhecida como amoreira branca, pertence à família Moraceae e é também conhecida como Tut, shahtoot ou amoreira na Índia. A planta é uma fonte muito boa de ácido ascórbico, caroteno, vitamina B1, ácido fólico, isoquercetina, quercetina, taninos, flavonóides e saponinas, que são bons antioxidantes. A Morus alba foi estudada pelas suas propriedades antidiabéticas, anti-helmínticas, antimicrobianas, antioxidantes, ansiolíticas, hepatoprotectoras e nefroprotectoras. O agente antibacteriano kuwanon G isolado da casca da raiz mostrou ação contra Streptococcus mutan com uma CIM de 8,0 pg/ml. O teste bactericida mostrou que o kuwanon G inactivou completamente o S. mutans à concentração de 20 pg/ml em 1 min.

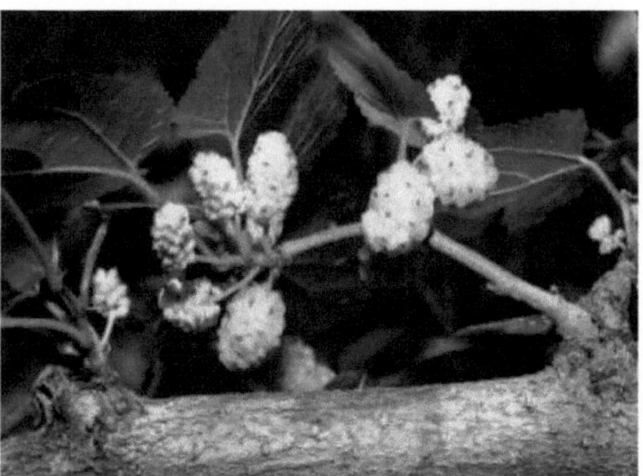

Fig: 28- Morus alba

Trachyspermum ammi

O Trachyspermum ammi é originário do Egito e é cultivado no Iraque, Irão, Afeganistão, Paquistão e Índia. Conhecida como Ajwain na Índia, pertence à família Apiaceae e é uma especiaria com sementes de grande valor medicinal. O sistema de medicina indígena indiano utiliza o Ajwain como antimicrobiano, anti-hipertensivo, antiespasmódico, broncodilatador, antilitíase, carminativo, antipirético, entre muitas outras utilizações. As análises RT-PCR em tempo real mostraram que o 2-isopropil-5-metil-fenol isolado destas sementes suprimiu significativamente os genes envolvidos na formação de biofilme, afectando assim a cariogenicidade de S. mutans.

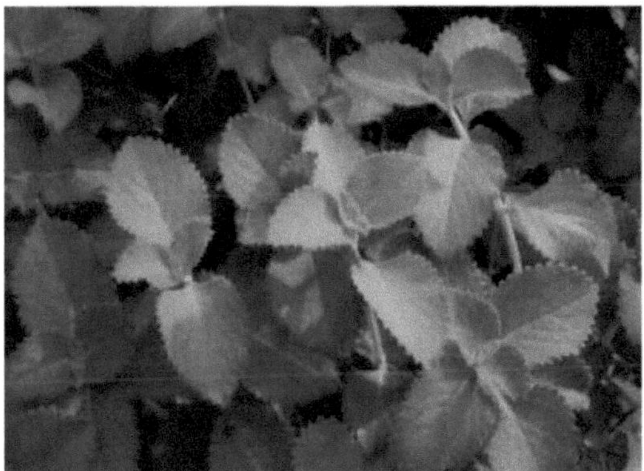

Fig: 29- Trachyspermum ammi

Acácia nilótica

A Acacia nilotica, vulgarmente conhecida como babul, kikar ou árvore de goma-arábica indiana, foi reconhecida como uma árvore versátil. Membro da família Leguminosae, está amplamente distribuída pelas zonas áridas e semi-áridas do mundo. Os fitoquímicos contribuem quimicamente para uma série de grupos, entre os quais alcalóides, óleos essenciais voláteis, fenóis e glicosídeos fenólicos, resinas, oleínas, esteróides, taninos e terpenos. Os extractos têm propriedades anti-hipertensivas, antimutagénicas, anticarcinogénicas, antiespasmódicas, anti-inflamatórias, antioxidantes e anti-agregantes plaquetários. A A. nilotica tem atividade anti-plasmódica, antifúngica, antimicrobiana, atividade inibidora contra o HCV e o VIH. Os extractos da casca do caule de Acacia nilotica contêm alcalóides, saponinas, glicosídeos cardíacos, taninos, flavonóides e antraquinonas que têm uma elevada atividade inibidora contra Streptococcus mutans com uma CIM na gama de 9,75-313µg/ml.

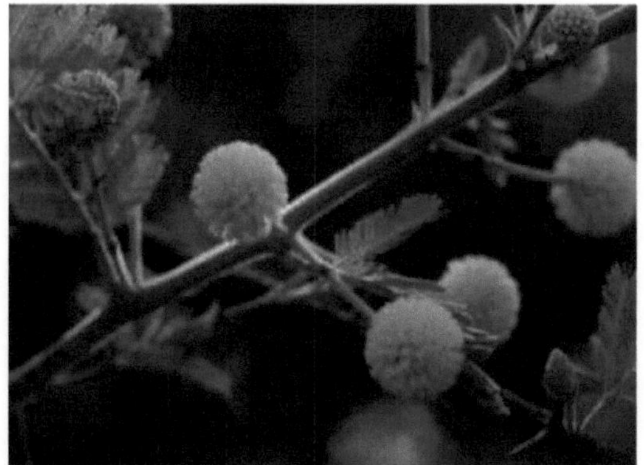

Fig: 30- Acacia nilotica

Morinda citrifolia

Este pequeno arbusto de folha perene é nativo do Sudeste Asiático até à Austrália, mas atualmente tem uma distribuição pantropical. Conhecida vulgarmente como noni ou amora indiana, a M.citrifolia pertence à família Rubiaceae.

A planta inteira de Noni em várias combinações tem sido utilizada há mais de 2000 anos para remédios à base de plantas, incluindo artrite, diabetes, tensão arterial elevada, dores musculares, dificuldades menstruais, dores de cabeça, doenças cardíacas, úlceras gástricas, entorses, depressão mental, má digestão e aterosclerose. As provas científicas dos benefícios do sumo do fruto noni são limitadas, mas existem algumas provas anedóticas de sucesso no tratamento de constipações e gripe. Um estudo recente confirma que um extrato aquoso bruto (1000µg/ml) de frutos maduros de M. citrifolia inibiu eficazmente o crescimento de S. mutans e S. mitis com uma CIM de 125 µg e 62,5 µg, respetivamente. Foram isolados quase 160 compostos fitoquímicos da planta M. citrifolia, a maioria dos quais são ácidos orgânicos, compostos fenólicos e alcalóides, sendo os mais importantes as antraquinonas, aucubina, asperulosídeo e escopoletina.

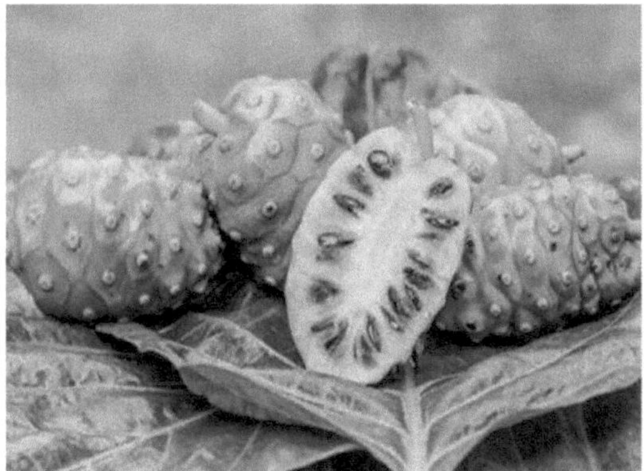

Fig: 31- Morinda citrifolia

Droserapeltata

Mais conhecido como escudo insectívoro, este membro da família Droseraceae é uma espécie vegetal ameaçada de extinção na Índia. A Drosera contém naftoquinonas como a plumbagina, a 7-metiljuglona e flavonóides, que têm valor farmacológico. A plumbagina isolada do extrato clorofórmico das partes aéreas de Droserapeltata possui uma atividade antibacteriana significativa contra S.mutans com uma CIM de 31,25 μg/ml.

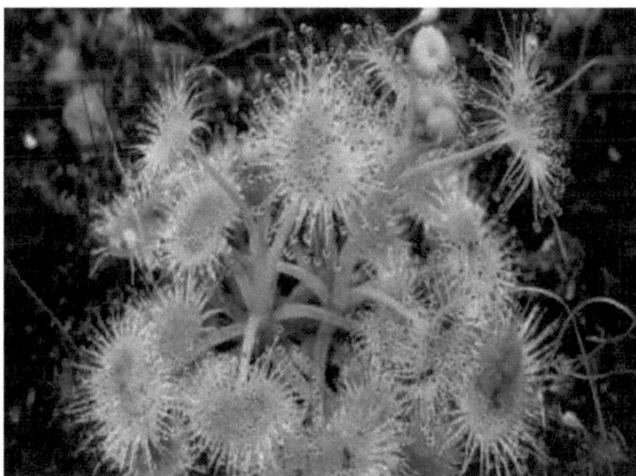

Fig: 32- Droserapeltata

Azadirachta indica

A Azadirachta indica da família Meliaceae, ou a famosa árvore do neem indiano (árvore margosa) ou lilás indiano, é uma das plantas medicinais mais versáteis com um vasto espetro de atividade biológica. A importância da árvore do neem foi reconhecida pela Academia Nacional de Ciências dos EUA, que publicou um relatório em 1992 intitulado "Neem - a tree for solving global problems" (Neem - uma árvore para resolver problemas globais). Foram descritas as utilidades medicinais de várias partes da planta, das quais as folhas, os frutos, a casca e o óleo são as mais importantes. O óleo de neem é utilizado no controlo de várias infecções cutâneas, lepra, doenças respiratórias e intestinais.

O Neem também possui actividades anti-inflamatórias, antipiréticas, analgésicas, imunoestimulantes, hipoglicémicas, antiulcerosas e antimaláricas. A CIM do extrato metanólico de A. indica contra S.mutans foi estimada em 60,5 mg/ml. A evidência de actividades antimicrobianas de extractos de galhos de Neem contra agentes patogénicos cariogénicos indica a presença de componentes bioactivos que precisam de ser isolados e identificados na incorporação no sistema moderno de cuidados de saúde oral. Um grande número de compostos, incluindo nimbidina, nimbolida, gedunina, azadiractina, mahmoodina, taninos condensados com galinácido, epicatequina e catequina, foi isolado de várias partes do neem.

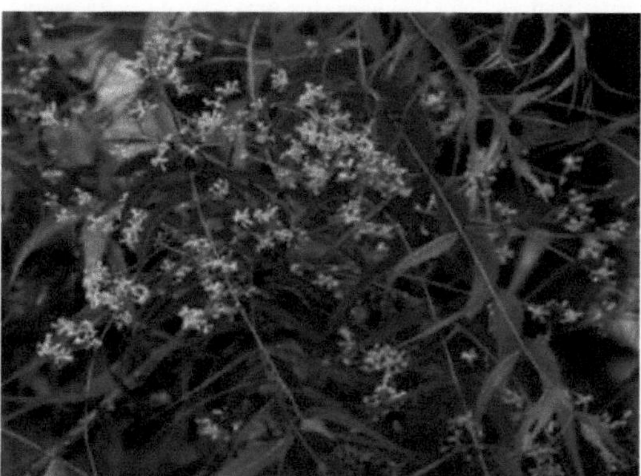

Fig: 33- Azadirachta indica

Cocos Nucifera (Coco)

A medicina tradicional nativa do subcontinente indiano utilizou a extração de óleo com coco para curar e aliviar muitos problemas orais. O procedimento envolve passar óleo na boca durante 15-20 minutos para obter benefícios para a saúde oral e sistémica. A extração de óleo tem sido usada extensivamente como um remédio popular tradicional indiano durante muitos anos para prevenir cáries, mau cheiro oral, sangramento das gengivas, secura da garganta, lábios gretados e para fortalecer os dentes, as gengivas e a mandíbula. As análises fitoquímicas efectuadas na amêndoa moída revelaram a presença de terpenóides, alcalóides, resinas, glicosídeos e esteróides. A CIM da casca de Cocos nucifera contra S.mutans foi estimada para variar principalmente entre 50 mg/ml e 100 mg/ml.[15]

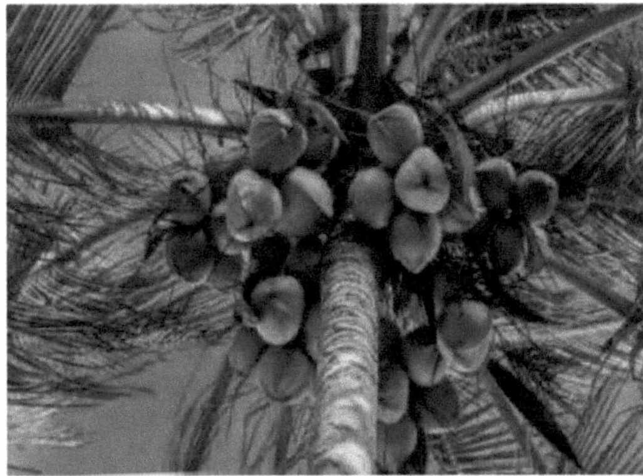

Fig: 34- Cocos Nucifera

CAPÍTULO 6: ERVAS AROMÁTICAS EM MEDICINA DENTÁRIA

23. INTRODUÇÃO

De acordo com a Organização Mundial de Saúde (OMS), cerca de 80% da população mundial depende da medicina tradicional (à base de plantas) para os seus cuidados de saúde primários. O desenvolvimento de medicamentos indígenas e a utilização de plantas medicinais trazem benefícios económicos consideráveis no tratamento de várias doenças. Nos países desenvolvidos, 25% dos medicamentos são à base de ervas e seus derivados. Uma vez que a escovagem dos dentes é o processo mais básico dos cuidados orais, os povos indígenas de todo o mundo utilizam escovas de dentes naturais, feitas a partir de plantas curativas. Estas "escovas" primitivas de galhos funcionam de facto muito bem e fornecem escovas descartáveis de cerdas naturais com ingredientes curativos que já foram incorporados diretamente nas plantas. A ervanária Lesley Tierra, no seu livro "The Herbs of Life" (Crossing Press, 1992), sugere que "os ramos contêm óleos voláteis que estimulam a circulação sanguínea, taninos que apertam e limpam o tecido gengival e outros materiais, como a vitamina C, que mantêm as gengivas saudáveis. O louro, o eucalipto, o carvalho, o abeto e o zimbro funcionam bem para este efeito". Na Ásia, as pessoas utilizam frequentemente ramos da árvore neem (Azadirachta indica). O Natural Dentist Healthy Gums Daily Oral Rinse (The Natural Dentist, Medford, Massachusetts), anteriormente designado Herbal Mouth and Gum Therapy, demonstrou ter efeitos benéficos no ambiente oral, tais como a redução da hemorragia gengival e da gengivite e a inibição do crescimento de bactérias aeróbias, microaerofílicas e anaeróbias. Este elixir bucal contém vários agentes anti-inflamatórios naturais, como o aloé vera e a calêndula, e agentes antimicrobianos, como o Golden Seal e as sementes de toranja. Considerou-se que, quando aplicado especificamente contra o amplo espetro de bactérias orais responsáveis pela gengivite, placa bacteriana e doença periodontal, este elixir bucal à base de plantas poderia revelar-se benéfico para a manutenção da saúde oral.[1]

Tabela 7- Ervas comuns utilizadas em medicina dentária.[1]

24. ERVAS COMUNS UTILIZADAS NO TRATAMENTO DENTÁRIO

Myrrh (Commiphora myrrha)	It helps promote healing in cases of pyorrhea, Gargle with myrrh to help eliminate bad breath.
Prickly Ash (Zanthoxylum)	Used to increase the flow of saliva and relieve pain in toothache.
Peppermint (Mentha piperita)	Use peppermint oil for toothache. Soak a cotton ball in the oil and place it in the cavity or rub it on the tooth. Use peppermint mouthwash to relieve gum inflammation.
Red clover (Trifolium pretense)	Red clover mouthwash is healing for irritated and diseased gums, after making red clover tea, prepare an ointment from the strained blossoms and leaves. Rub the ointment, which has antibiotic properties, on gums that are abscessed from disease or sore and inflamed from root canal therapy or other dental procedures.
Rosemary (Rosmarinus officinalis)	Use rosemary mouthwash for the treatment of gum disease and bad breath.
Sanicle (Sanicula Europaea)	Use as a powerful antioxidant , Use as a salve or ointment to heal septic wounds.
Shepherd's Purse (Capsella bursapastoris)	Use the fresh tops of shepherd's purse to help stop bleeding after tooth extraction.
Tree tea oil (Melaleuca alternifolia)	Rub the tree tea oil directly on sore, inflamed gum for temporary relief. Use tree tea mouthwash to soothe oral inflammation. It also has mild solvent action, and hence could hold potential applications in root canal treatment for dissolving the necrotic pulp tissue.
Thyme (Thymus vulgaris)	Use a salve made of thyme, myrrh and goldenseal to treat oral herpes, It contain fluorine used in toothpaste. Thymus Vulgaris extract is effective against Streptococcus Mutans.
Violets (Clematis virginca)	Mouthwash made from violets helps relieve the pain and tenderness from sores caused by oral cancer. It is also helpful in soothing canker sores and cold sores.
Wintergreen (Gaultheria procumbens)	Wintergreen mouthwash is an excellent astringent and antiseptic. Soak a cotton ball in wintergreen oil and place it on a sore tooth or rub it on inflamed gums for temporary relief.
Yarrow (Achillea millefolium)	Used to treat hemorrhages, ulcers and to improve blood clotting, use yarrow mouthwash to promote healing of cuts in mouth due to surgery, teeth cleaning and braces.

24. EVOLUÇÃO DA PASTA E DA ESCOVA DE DENTES À BASE DE PLANTAS

A história da escovagem de dentes é uma longa e interessante saga que passou por muitas iterações de um design concetual semelhante com uma variedade de materiais. Embora as escovas de dentes modernas estejam a adotar os mais recentes avanços tecnológicos e a recolher informações que vão desde a pressão do AVC até aos hábitos de higiene oral, os primórdios eram muito diferentes. Antes da escova de dentes, tem sido utilizada uma variedade de medidas de higiene oral desde antes da história registada. As escavações descobriram mastigações, ramos de árvores, penas de aves, ossos de animais e penas de porco-espinho que se acredita terem sido utilizados como instrumentos de higiene oral. Numa variedade de culturas em todo o mundo, a escova de dentes foi encontrada sob várias formas, desempenhando essencialmente a mesma função. Embora seja difícil rastrear as origens ao longo dos séculos com a certeza cronológica de um ano específico, existem provas de textos antigos que lançam luz sobre este utensílio frequentemente pouco reconhecido. Os utensílios feitos especificamente para escovar os dentes datam de 3500-3000 a.C. Estes utensílios primitivos para escovar os dentes, feitos de uma escova que desfiava a extremidade de um galho, datam da antiga Babilónia e do Egito. Foram encontrados túmulos dos antigos egípcios com palitos de dentes. Na China moderna, começam a surgir registos sobre a utilização de "paus de mascar" por volta de 1600 a.C. Os "paus de mastigar" abordavam outro aspeto dos cuidados orais, o hálito fresco, e eram feitos de ramos de árvores aromáticas. Outras provas da China antiga indicam que o pelo do pescoço dos porcos era utilizado para formar as cerdas das primeiras escovas de dentes.

Os ramos de Neem eram utilizados como escova de dentes na Índia antiga. Em vez de escovar os dentes, a extremidade do galho era mastigada para formar cerdas que limpavam os dentes. A prática da higiene oral incluía a mastigação do galho até que este desenvolvesse cerdas e depois era utilizado para escovar os dentes. Para além da formação de cerdas através da mastigação, o ramo tem qualidades medicinais que são eficazes na prevenção da formação de cáries e placa bacteriana nos dentes. Apoiado por provas na literatura atual, o uso de galhos de Neem para a higiene oral é de facto benéfico. A tripla qualidade anti-placa, anti-cárie e anti-bacteriana do Neem torna desejável e vantajoso para os países em desenvolvimento recomendar a utilização destes galhos como meio de melhorar a saúde dentária e oral da sua população. O Neem é uma árvore que pertence à família do mogno. Cresce em regiões tropicais e semi-tropicais e encontra-se na Índia, Myanmar, Bangladesh, Sri Lanka, Paquistão e partes do Irão. A árvore tem sido reverenciada como a "farmácia da aldeia" e tem sido reconhecida como tendo uma variedade de recursos versáteis na medicina ayurvédica. As pessoas desta área geográfica acreditam genuinamente nas suas muitas propriedades curativas e no seu poder para combater doenças físicas. Por exemplo, a casca da árvore é utilizada para tratar doenças das gengivas, os óleos são utilizados para tratar doenças dermatológicas, as flores para controlar a fleuma, o fruto da árvore foi utilizado para tratar doenças do estômago e as raízes utilizadas para fazer adstringente. O Neem, na sua plena floração, pode ajudar na cura, mantendo a área limpa e desinfectada. Nas culturas do Médio Oriente, a utilização de um ramo aromático chamado miswak é referida na literatura como uma escova de dentes natural. À semelhança do Neem, um galho da família de plantas Salvadoraceae era mastigado até que a extremidade se desfiasse e se transformasse numa escova. A extremidade da escova é utilizada para limpar os dentes. Os efeitos benéficos do miswak no que respeita à higiene oral e à saúde dentária devem-se, em parte, à sua ação mecânica e, em parte, a acções farmacológicas. Além disso, a utilização do miswak para a higiene oral é referenciada na jurisprudência higiénica muçulmana.

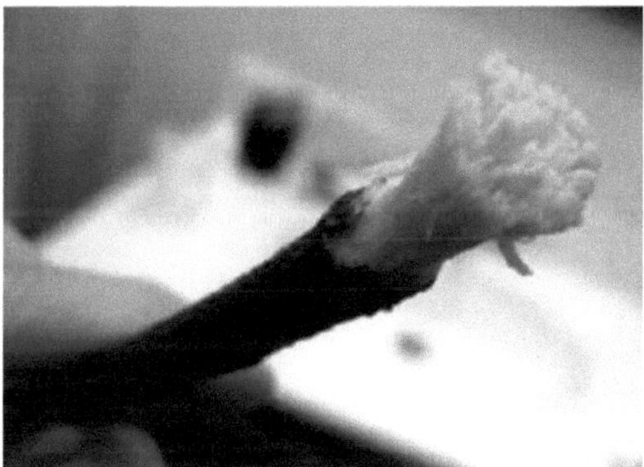

Fig: 35 - Bastão de neem

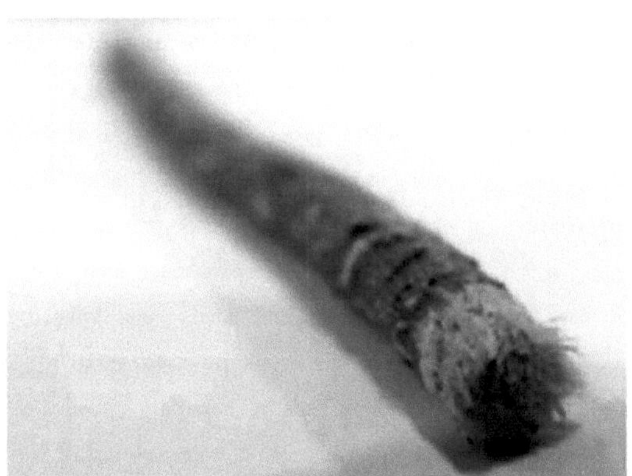

Fig: 36-Miswak

Tabela 8 - Ervas utilizadas como escova de dentes.[16]

S. No	Scientific name of plant species and Family	Local Name	Benefits/Disease /ailment	Plant parts use as Toothbrush	Name of the community that use as toothbrush
1.	*Acacia farnesiana* (L) Willd Mimosaceae	Torua kadom (As & De)	*Whitening teeth,* cure pyorrhea and strengthen gums	Tender twigs	Common, Deori, Garo
2.	*Acacia nilotica* (L.) Delile Mimosaceae	Babool (As, De)	Tooth brushing for curing toothache	Twig	Bodo, Koch-rajbongshi
3.	*Achyranthes aspera* L Amaranthaceae	Bonsodh (As) Samfer ulta (Bd), Singju (Dk)	*Brushing teeth* cures pyorrhea and toothache	Roots	Matak, Bodo, Moran, Dimasa kachari,
4.	*Aegle marmelos* (L.)Corr. Rutaceae	Bel(As), Bahel fithai (Bd), Belthei (Hm), Sermuli(Dk), Thepli (Ka), Sempri(Ga)	*Whitening teeth* and tooth pain	Tender branch	Bodo, Hmar, Dimasa kachari
5.	*Alangium chinense* (Lour.) Harms Alangiaceae	Sikamorolia(As), Belkel phang (Ra)	*Whitening teeth and stop tooth decay*	Fresh young twigs	Rabha, Thengal Kachari, Matak
6.	*Annona squamosa* L Annonaceae	Aatoi phol(As,M) Yatiju(De), Balam (Bd), Sitaphal(M)	Clean teeth and relief gum ache	Tender stem	Bodo, Deori, Mishing,
7.	*Anthocephalus cadamba* (Roxb.) Miq Rubiaceae	Kadam/Raghu(As), Yi'pong Be'lang (M)	Brushing for healthy teeth and tooth pain	Twigs	Karbi, Sonowal Kachari, Mishing
8.	*Artocarpus heterophyllus* Lam. Moraceae	Kothal (As), Bilangaai (M), Tizu (De), Dawa bifang (Bd), Jungthang (Ka), Pochun fung(Ra)	Ulcer in teeth gum	Young branch	Deori, Mishing, Bodo, Karbi, Rabha
9.	*Azadirechta indica* A. Juss. Meliaceae	Mahaneem(As, Ch, M) Kabasi chiya (De), Gwkha (Bd)	Teeth infection and bleeding of Clean teeth and	Twigs /Tender stem	Bodo-Hajong, Common to all
10.	*Baccaurea sapinda* (Roxb.) Müll.-Arg Euphorbiaceae	Leteku(As), Dampijuk(Ka), Khusmai(Dk), Buri a:ye (M)) Lerkho (Bd) Notko (KR) Xopolik(K)	Clean teeth and relief from toothache	Twigs	Kachari, Dimasa, Matak, Kuki, Koch Rajbangshi
11.	*Bambusa balcooa* Roxb. Poaceae	Bhaluka Banh(As, M), Gumade yuwa(De) Auwa burka (Bd.)	Antiseptic, clean teeth	Tender stem	Jogi, Koch Rajbangshi, Mishing
12.	*Bambusa tulda* Roxb. Poaceae	Jati Banh(As,M), Jati yuwa(De) Auwa gubwi (Bd.)	Whitening and clean teeth	Tender stem	Kaibatra, Koch, Mishing
13.	*Bauhinia vahlii* Wight & Arn. Fabaceae	Nak Kati lewa(As), Phum(Koch) Suthaibiding (Dk), Zongleilon (Hm), N'rui pichai ria/N'rui teso ria (Ko), Kharmang (Bd.)	Clean teeth and healthy gums	Root	Chutia, karbi, Sonowal Kachari, Dimasa kachari, Konyaks, Hmar, Bodo
14.	*Butea monosperma* (Lam.)	Polas(As, Mo, Ma, TK)	Clean teeth and	Tender stem	Moran, Thegal

Enquanto as escovas de dentes nos Estados Unidos eram produzidas em massa nos anos 1900, em 1938, as cerdas de nylon foram introduzidas nas escovas de dentes fabricadas pela DuPont. Antes disso, tinham sido utilizados pêlos de animais e outros materiais orgânicos para criar as cerdas.

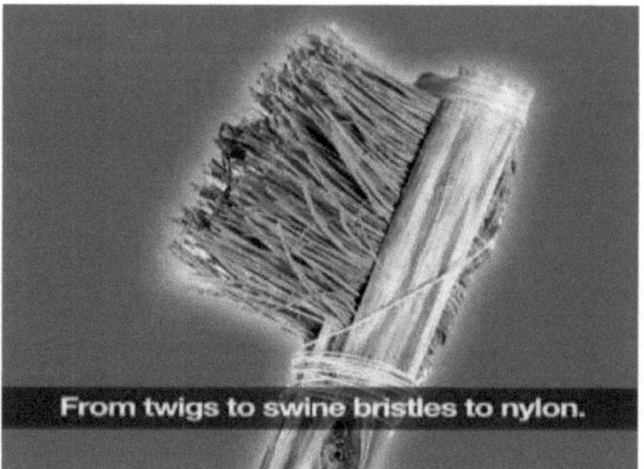

Fig: 37-Evolução das cerdas da escova de dentes Olden

Os fundamentos básicos da escovagem dos dentes não mudaram desde os tempos dos egípcios e dos babilónios - uma pega para agarrar e uma caraterística semelhante a uma cerda que era utilizada para limpar os dentes. [16]

Das cascas de ovo à NASA - a fascinante história da pasta de dentes

Antigo Egito

Os antigos egípcios (particularmente os faraós e os ricos) valorizavam a limpeza e a saúde oral e fizeram experiências com a primeira iteração de pasta de dentes. A sua pasta de dentes consistia em sal grosso, flores de íris secas, pimenta e hortelã esmagadas numa pasta fina com um pouco de água. A hortelã e outras ervas foram incorporadas para ajudar a melhorar o hálito, e a hortelã ainda hoje é um ingrediente popular das pastas de dentes. Algumas das misturas dos antigos egípcios incluíam até cinzas de cascos de boi e cascas de ovo queimadas. Esta mistura provocava hemorragias nas gengivas, mas era surpreendentemente eficaz na limpeza dos dentes, mesmo quando comparada com o que era utilizado há apenas 100 anos.

Grécia e Roma

Os líderes gregos e romanos usavam iterações da mistura egípcia, mas começaram a fazer experiências com a sua própria pasta de dentes. Adicionaram mais abrasivos à sua mistura para aumentar o poder de limpeza, sendo os mais populares os ossos esmagados e as conchas de ostra. Os romanos também adicionaram carvão vegetal para ajudar a melhorar o hálito - um ingrediente que ainda hoje é utilizado em algumas pastas de dentes!

Por volta de 500 a.C., a China e a Índia utilizavam uma mistura semelhante, mas acrescentavam mais ingredientes aromatizantes, como o ginseng, menta à base de ervas e sais.

Um brinde aos anos 1700

As antigas culturas de poder tinham praticamente aperfeiçoado a sua forma de pasta de dentes, que continuou a ser popular e utilizada pelos ricos durante muito tempo. E então, a torrada foi introduzida. A torrada velha era moída num pó fino e usada para esfregar os dentes. A torrada actuava como um abrasivo e ajudava a esfregar os detritos dos dentes. Embora não exista uma origem clara da utilização da torrada como pasta de dentes, era uma opção muito acessível para muitas pessoas.

1824 - Vamos adicionar algumas bolhas

Em 1824, um dentista chamado Dr. Peabody decidiu adicionar sabão à mistura de torradas moídas para aumentar o poder de limpeza. Passadas algumas décadas, os fabricantes de pastas de dentes começaram a adicionar giz às suas misturas para criar a consistência cremosa que conhecemos atualmente.

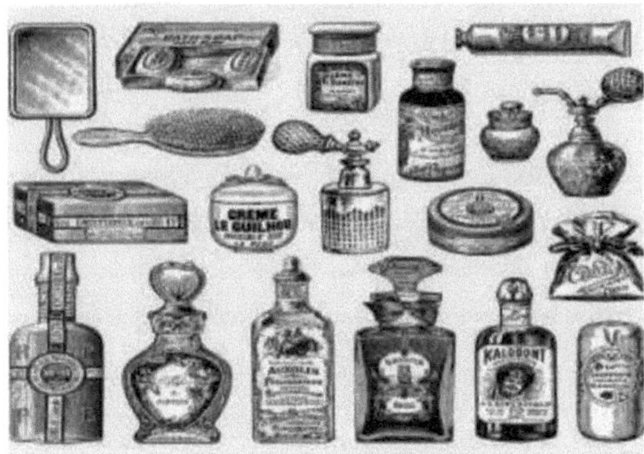

Fig: 38-Pasta de dentes com sabão

1873 - Produção em massa

A Colgate começou a produzir pasta de dentes em larga escala em 1873 e distribuía a sua pasta de dentes em frascos. Em 1892, o Dr. Washington Sheffield colocou a pasta de dentes num tubo dobrável, como os que são utilizados atualmente. Nesse mesmo ano, a Colgate começou a distribuir a pasta de dentes em tubos semelhantes aos que vemos atualmente.

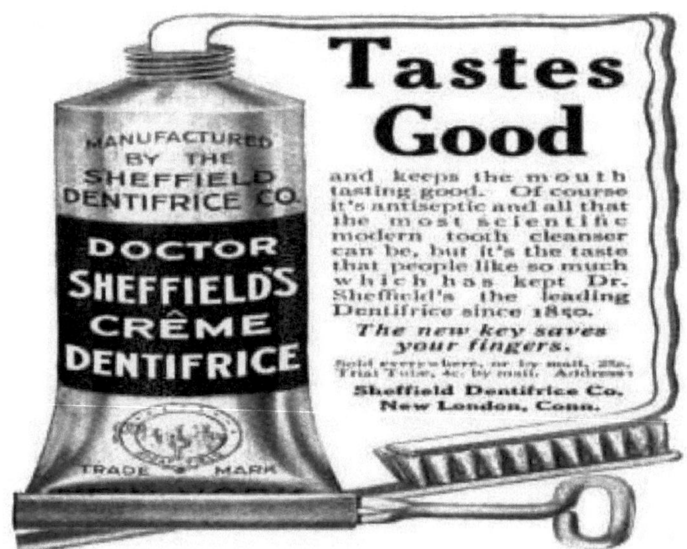

Fig: 39- Pasta de dentes Dr. Washington Sheffield

Pasta de dentes espacial

Para ajudar a manter os dentes dos astronautas (sim, dos astronautas) limpos enquanto estão no espaço, a NASA inventou uma pasta de dentes comestível que podia ser engolida após a escovagem. A pasta de dentes comestível foi depois adaptada para ser utilizada por crianças pequenas, uma vez que não apresentava qualquer risco de ser ingerida.

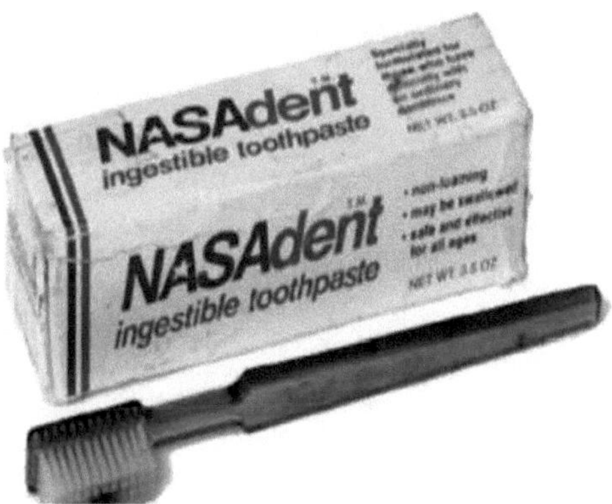

Fig:40- Pasta dentífrica First Space

Pasta de dentes hoje

Percorremos um longo caminho desde as ostras esmagadas e as misturas de ginseng.

Limpeza da língua

Tanto a medicina tradicional indiana como a chinesa consideram que a examinação da língua é importante para efeitos de diagnóstico, de tal forma que um capítulo inteiro do Charaka Samhita é dedicado a este facto. Ambas as formas de medicina consideram a limpeza da língua como parte integrante de um programa de higiene pessoal. A prática indiana de limpeza da língua utilizando uma variedade de utensílios, desde folhas de coqueiro a limpadores de língua feitos de aço inoxidável e plástico, continua a prevalecer.[17]

26. FORMAS DE PRODUTOS À BASE DE PLANTAS UTILIZADOS EM MEDICINA DENTÁRIA

As plantas medicinais estão disponíveis em várias formas no mercado, de modo a poderem ser utilizadas facilmente. As diferentes formas de produtos à base de plantas estão listadas no Quadro 1.9.[5]

Quadro 9- Diferentes formas de produtos à base de plantas.[5]

Plant	Form	Benefits
Sanguinaria	Paste and oral rinse	Decreases plaque and gingival inflammation in an orthodontic population
Acacia	Gum	Potentially inhibit early plaque formation
Arak	Chewing stick	Oral hygiene
Miswak	Chewing stick	Combined with the mechanical action of its fibers may have a beneficial action.
Chamomile (Matricaria recutita)	Mouth wash	Gingivitis and periodontal disease
Sage (Botanical name: Salvia officinalis)	Mouth wash	Inflammation of the mouth, throat, and tonsils
Thyme	Fluid extract	Chronic candidiasis and halitosis

Produtos à base de tabaco.

A utilização de produtos à base de tabaco como dentífrico é comum na Índia ocidental, particularmente no estado de Maharashtra, onde é utilizado sob a forma de rapé de tabaco e é conhecido como "Mishri" ou "Bajar". O Mishri é produzido pela moagem e torrefação do tabaco numa chapa quente até ficar preto. O consumo desta forma de tabaco é predominante entre as mulheres. Foi referido que o consumo de tabaco sem combustão quando não é mantido num determinado local (bolsa) é conhecido por reduzir a incidência de cáries dentárias. Isto pode ser explicado pelo facto de o desgaste causado pela mastigação e fricção do tabaco diminuir as fossas e fissuras, reduzindo assim o risco de cáries. Embora a utilização de mishri comece por ser um dentífrico, depressa se torna um vício como qualquer outro produto do tabaco. A utilização do mishri está associada ao cancro oral e à redução da idade gestacional e do peso à nascença da criança quando utilizado por mulheres grávidas, pelo que a sua utilização deve ser desencorajada.

Elixir bucal

Contrariamente à noção popular, a utilização de elixir bucal para a manutenção da higiene oral é muito antiga. A utilização de colutórios tem a sua origem em códigos de conduta religiosos, como as antigas leis de Manu, da Índia, que afirmavam que toda a gente devia lavar a boca após uma refeição. Os antigos chineses utilizavam o pó de osso de pequenos animais sob a forma de elixir bucal, que se assemelha aos modernos elixires remineralizantes actuais. Um ingrediente que foi muito popular nos elixires bucais até ao século XVIII foi a urina humana, devido ao efeito purificador do amoníaco. A utilização de elixires bucais feitos a partir da decocção de goiaba, extractos de romã, extractos de neem, chá verde e sumo de arandos tem sido relatada em diferentes partes do mundo com boa eficácia na manutenção da saúde oral. A eficácia do elixir bucal contendo tulsi é tão eficaz como a da clorexidina, ao mesmo tempo que diminui a placa bacteriana e a pontuação gengival com a utilização de elixir bucal sem álcool contendo 5% de própolis verde brasileira.

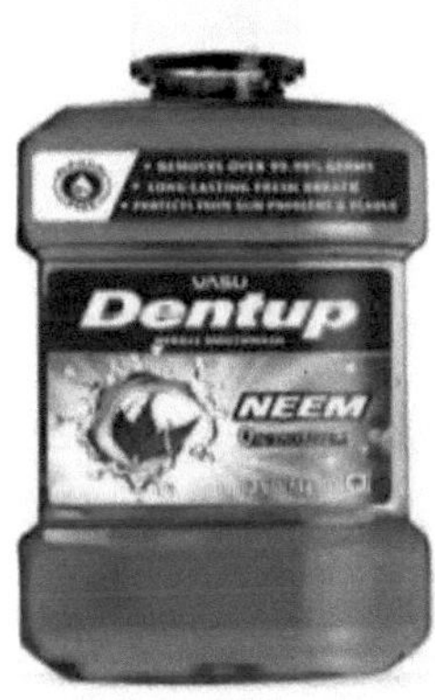

Fig:41-Enxaguante bucal à base de plantas

Utilização de carvão vegetal

A utilização de carvão vegetal como dentífrico tem sido referida em África e em várias partes da Ásia desde há muito tempo. Em 1807, um grupo de químicos londrinos afirmou que o carvão vegetal ajuda a manter a brancura dos dentes e evita o mau odor da boca. Nos últimos tempos, tem-se registado um interesse renovado na utilização do carvão vegetal em produtos de higiene oral. Os dentífricos de carvão removem as manchas, a placa bacteriana ácida e proporcionam um hálito fresco, contribuindo para uma boa saúde dentária. O dentífrico de carvão vegetal mostrou bons resultados de limpeza após a primeira utilização e possui um excelente efeito de remineralização.()[18,19]

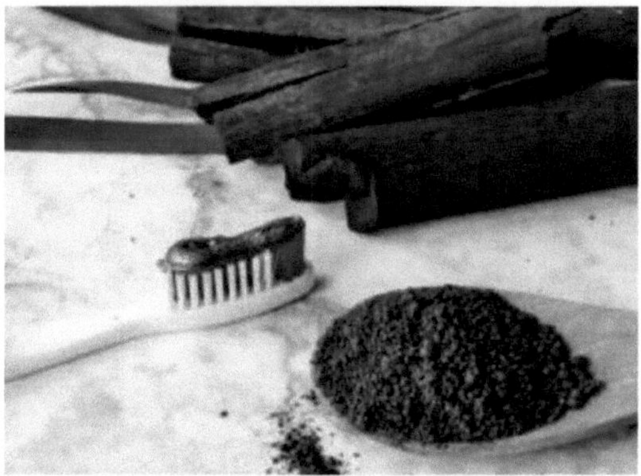

Fig: 42-Pasta de dentes de carvão vegetal

TULSI: É também conhecida como a "rainha das ervas".[17] O Tulsi contra a flora oral provou que o grande número de metabolitos secundários encontrados nestas plantas tem potencial para o desenvolvimento de agentes antimicrobianos contra microrganismos orais, a utilizar em pastas de dentes e elixires para prevenir e tratar infecções orais. Estes enxaguantes bucais à base de plantas podem ser experimentados como um agente anticárie adjuvante contra microrganismos causadores de cáries.

Eucalipto

O OE (Óleo Essencial) de eucalipto pode estimular a resposta imune inata mediada por células, sugerindo o seu uso como adjuvante na imunossupressão, em doenças transmissíveis, bem como na quimioterapia de tumores. O óleo de eucalipto teve a capacidade de dissolver o Apexit Plus e a Endometasona N.[19]

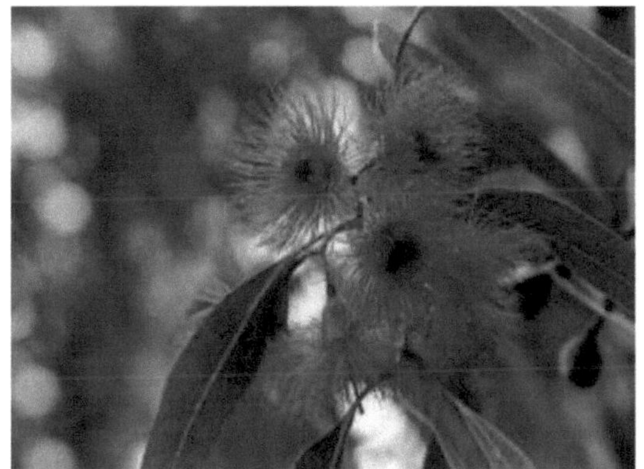

Fig: 43- Eucalipto

Tabela 10 -Formas de produtos à base de plantas em medicina dentária. (5,17)

Product	Mode of delivery	Clinical effect
Miswak	Chewing stick	Decreased periodontal treatment needs.
Neem	Gels and mouthwashes	Improvement in clinical parameters in gingivitis
Guava	Mouthwash	Plaque inhibitory effect
Green tea	Systemic intake Local drug delivery	Reduced periodontal breakdown Improvement in clinical periodontal parameter.
Sanguinaria	Paste and oral rinse	Decreases plaque and gingival inflammation in an orthodontic population
Acacia	Gum	Potentially inhibit early plaque formation
Arak	Chewing stick	Oral hygiene
Chamomile (Matricaria recutita)	Mouth wash	Gingivitis and periodontal disease
Sage (Botanical name: Salvia officinalis)	Mouth wash	Inflammation of the mouth, throat, and tonsils
Thyme	Fluid extract	Chronic candidiasis and halitosis

As folhas de chá frescas eram utilizadas para aliviar o calor da gengiva (que se pensava estar relacionado com o calor do estômago).[17]

Raiz de sangue (Nome botânico: Sanguinaria Canadensis)

Os alcalóides - principalmente a sanguinarina - constituem os principais compostos activos da raiz de sangue. Estes são utilizados no tratamento da gengivite e da doença periodontal e, por vezes, utilizados na pasta de dentes ou noutros produtos de higiene oral, uma vez que inibem o crescimento das bactérias orais.

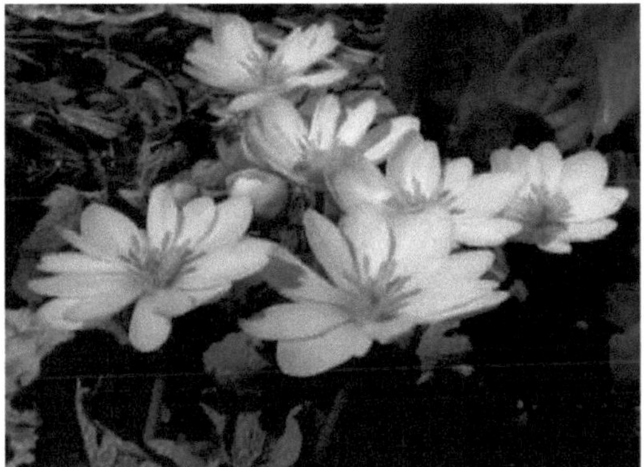

Fig: 44- Raiz de sangue (Nome botânico: Sanguinaria Canadensis)

Alcaravia (Nome botânico: Carum carvi)

O cominho contém 3-7% de óleo volátil, com os principais componentes divididos em carvona (50-60%) e limoneno (40%). A alcaravia pode ajudar na gengivite ou na doença periodontal (como elixir bucal).

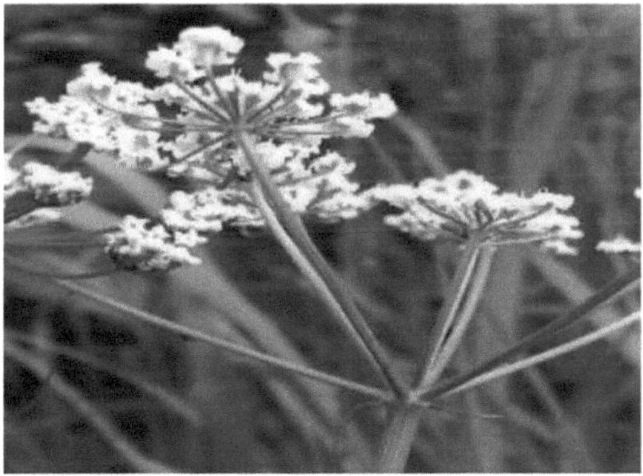

Fig: 45- Alcaravia (Nome botânico: Carum carvi)

Camomila (Nome botânico: Matricaria recutita)

Também é utilizada para a gengivite e a doença periodontal como um elixir bucal. Em medicina dentária, a camomila é utilizada como elixir bucal para prevenir a doença periodontal. A camomila é frequentemente tomada três a quatro vezes por dia entre as refeições como chá. As alternativas mais comuns são a utilização de 2-3 g da erva sob a forma de comprimidos ou cápsulas ou 4-6 ml de tintura três vezes por dia entre as refeições. Uma a duas cápsulas contendo 300-400 mg podem ser tomadas três vezes ao dia. Os cremes ou pomadas tópicos podem ser aplicados na zona afetada 3 a 4 vezes por dia.

Equinácea (Nome comum: Flor de cone roxa)

O colutório de Echinacea é eficaz na gengivite e na doença periodontal em combinação com salva, óleo de hortelã-pimenta, mentol e camomila.

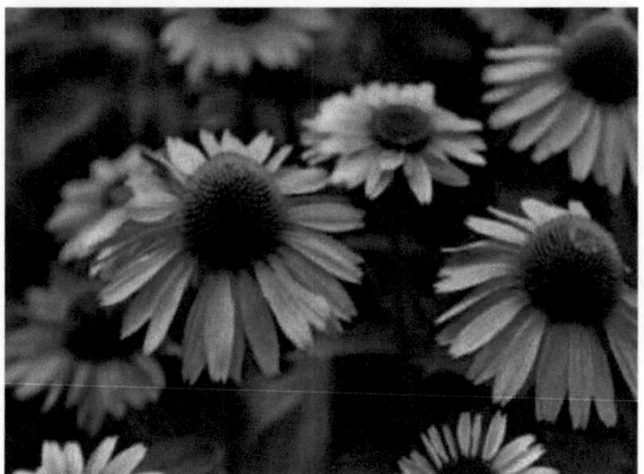

Fig: 46- Equinácea (Nome comum: Flor de cone roxa)

Mirra (Nome botânico: Commiphora molm)

Os três principais constituintes da mirra são a resina, a goma e o óleo volátil. Foi demonstrado que a resina mata vários micróbios e estimula os macrófagos. A mirra também possui propriedades adstringentes e tem um efeito calmante nos tecidos inflamados da boca e da garganta. Continuam os estudos sobre as potenciais acções anticancerígenas e analgésicas da resina de mirra e do óleo volátil de mirra. A mirra é utilizada para o tratamento tópico de inflamações ligeiras da mucosa oral e faríngea. Também é utilizada como gargarejo para tratar a faringite e a amigdalite e como elixir bucal para gengivite e úlceras. O uso tópico está aprovado para o tratamento de pequenas feridas, para a congestão nasal da constipação comum e para aplicação local como anódino no tratamento de infecções da cavidade bucal e/ou da orofaringe. A tintura de mirra é utilizada para inflamações das gengivas e da mucosa oral, como a gengivite e a estomatite. Para fazer elixir bucal, adicionar 30-60 gotas de tintura a um copo de água morna. Aplicar a tintura não diluída nas áreas afectadas das gengivas ou das membranas mucosas da boca e pintar com um pincel ou cotonete, 2-3 vezes por dia.

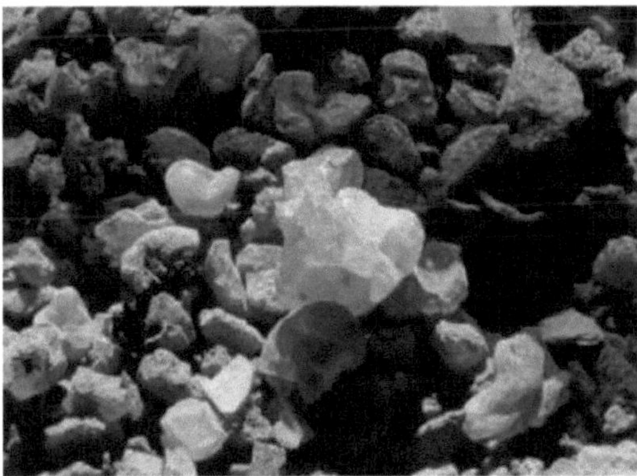

Fig: 47- Mirra (Nome botânico: Commiphora molm)

Hortelã-pimenta (Nome botânico: Mentha piperita)

O óleo de hortelã-pimenta pode ser utilizado para dores de dentes, embebendo uma bola de algodão no óleo e colocando-a na cavidade ou esfregando-a no dente. As pastilhas e cápsulas de folhas de hortelã-pimenta, 3-6 g por dia, podem ser utilizadas como elixir bucal para aliviar a inflamação das gengivas.

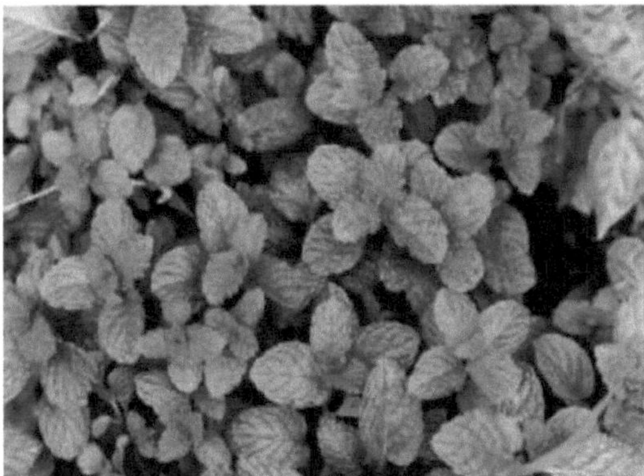

Fig: 48- Hortelã-pimenta (Nome botânico: Mentha piperita)

Alecrim (Nome botânico: Rosmarinus officinalisy)

Este óleo volátil, que inclui o eucaliptol (cineol), é considerado um potente agente antibacteriano, sendo eficaz na candidíase crónica.

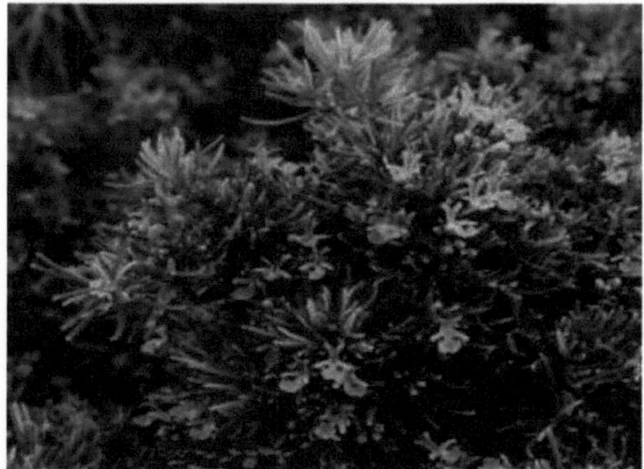

Fig: 49-Rosemary (Nome botânico: Rosmarinus officinalisy)

Sálvia (Nome botânico: Salvia officinalis)

Na medicina herbal europeia moderna, um gargarejo de chá de salva é normalmente recomendado para tratar dores de garganta, inflamações na boca e gengivite. O óleo de salva tem atividade antibacteriana, antifúngica e antiviral, o que pode explicar parcialmente a eficácia da salva para estas indicações. A salva é utilizada para remediar a inflamação da boca, garganta e amígdalas. É utilizada como elixir bucal ou gargarejo várias vezes ao dia. Em alternativa, pode-se utilizar 5 ml de extrato fluido (1:1) diluído num copo de água, várias vezes ao dia. Para uso sistémico, a mesma preparação de chá descrita acima pode ser tomada três vezes por dia ou como uma infusão, deitando uma chávena de água a ferver em 1-2 colheres de chá de folhas e deixando em infusão durante 10 minutos. Esta solução deve ser bebida três vezes por dia. Como elixir bucal: colocar duas colheres de chá de folhas em meio litro de água, deixar ferver e deixar repousar, tapado, durante 15 minutos. Gargarejar profundamente com o chá quente durante 5-10 minutos, várias vezes ao dia.

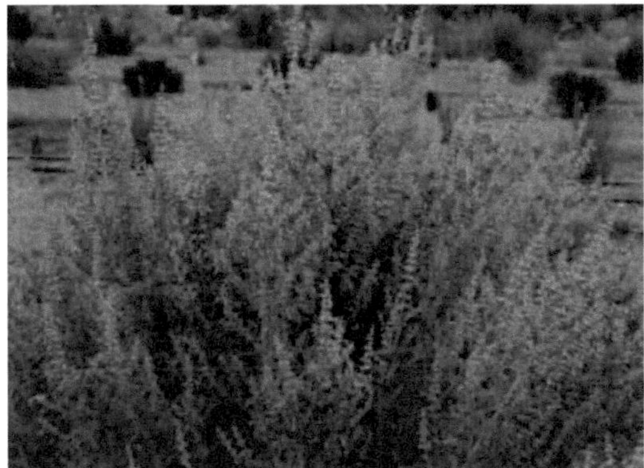

Figo: 50- Sálvia (Nome botânico: Salvia officinalis)

Tomilho (Nome botânico: Thymus vulgaris)

Os constituintes primários são os óleos voláteis, que incluem os fenóis, timol e carvacol. Estes são complementados pelas acções dos flavonóides. Utilize uma pomada feita de tomilho, mirra e goldenseal para tratar o herpes oral. Utilizar também o tomilho para tratar a candidíase crónica e a halitose. Um extrato fluido, 1 / 4-3 / 4 colher de chá (1-4 ml) três vezes por dia, também pode ser usado.

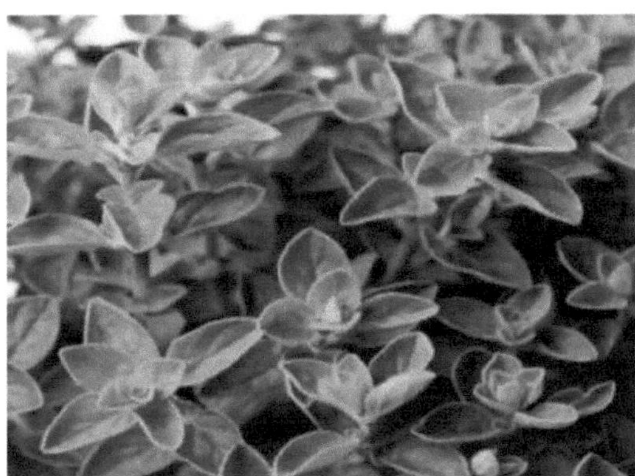

Fig: 51- Tomilho (Nome botânico: Thymus vulgaris)

Aloé vera

O creme de mãos de aloé e própolis previne as lesões cutâneas resultantes da lavagem frequente das mãos e do uso de luvas de látex; o spray ativador de aloé é excelente para infecções da garganta, erupções dolorosas dos dentes do siso e dores nas articulações; o sumo de aloé também pode ser tomado como bebida. O sumo de aloé é também um forte agente desintoxicante e, se utilizado em conjunto com a remoção planeada de amálgamas de mercúrio, actua como um agente de eliminação do mercúrio, um neuro-sedativo e um estimulante imunitário. Devido às muitas propriedades e funções do aloé, é um poderoso suplemento nutricional e antioxidante. Protege e promove a cura.

A fórmula de gel de aloé vera revelou-se virucida contra os vírus Herpes simplex e Herpes zoster e tão eficaz como a Prednisolona e a Indometacina, sem ter a toxicidade a longo prazo de qualquer um destes medicamentos.

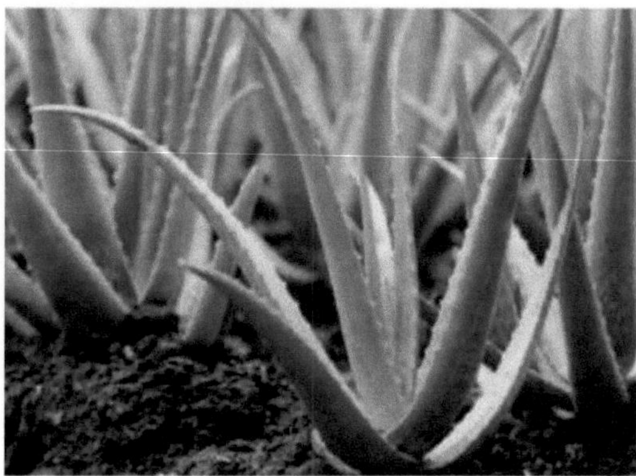

Fig: 52- Aloé vera

Própolis

A própolis está disponível em várias preparações diferentes, incluindo pastilhas, comprimidos, cremes, géis, elixires bucais e pastas de dentes. Há provas de que a própolis tem uma ampla atividade antimicrobiana e que pode ter efeitos anti-inflamatórios. Existem também algumas provas de atividade anti-cancerígena.[3]

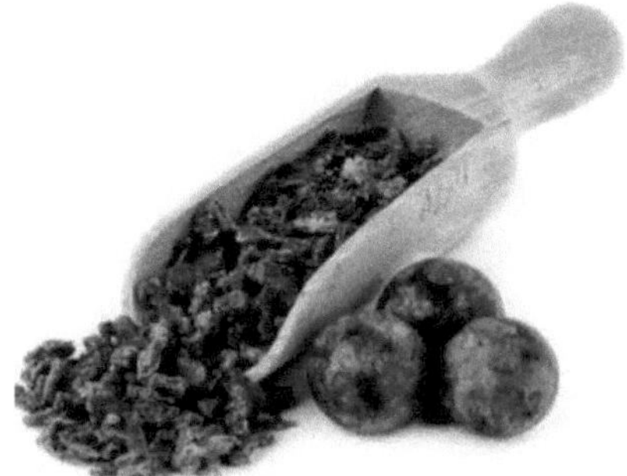

Fig: 53- Própolis

27. ERVAS UTILIZADAS EM CIRURGIA ORAL

Na cirurgia oral e maxilofacial, Ankaferd Blood Stopper® feito de Glycyrrhiza glabra (alcaçuz), Vitis vinifera (videira), Alpinia officinarum (galanga menor), Thymus vulgaris (comum) e Urticadioica (urtiga comum) pode ser utilizado para diminuir a hemorragia.

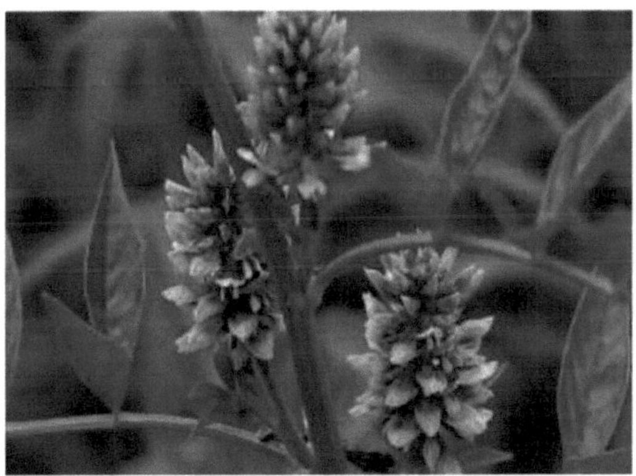

Fig: 54- Glycyrrhiza glabra (alcaçuz)

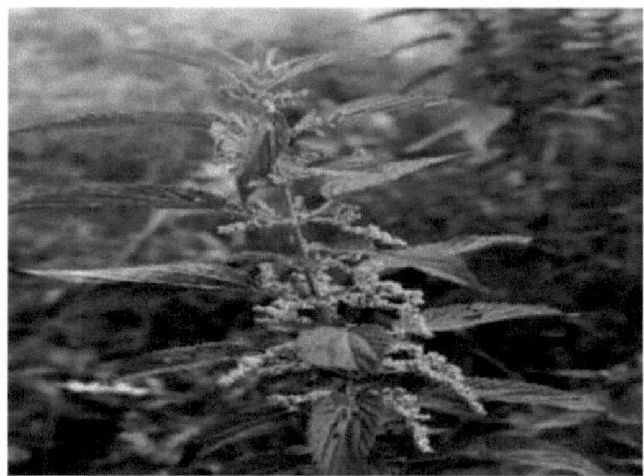

Fig: 55- Urticadioica (urtiga comum)

Alovera

Os locais de extração respondem mais confortavelmente e as cavidades secas não se desenvolvem quando o aloé vera é aplicado. O SaliCeptpatch feito de aloé vera pode ser utilizado para diminuir a incidência de osteíte alveolar.[20]

Anato

Aplicar após extração de dentes ou cirurgia às gengivas.

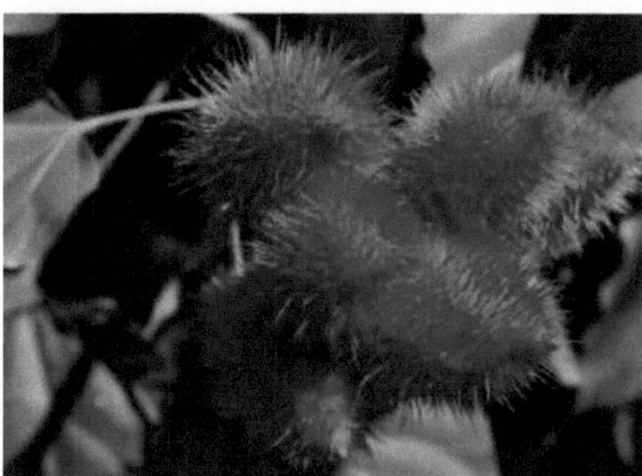

Fig: 56- Urucum

Confrei

Utilizar como compressa para aliviar a tensão do maxilar e aliviar a dor de fracturas do maxilar e dos dentes ou de ajustes do aparelho.

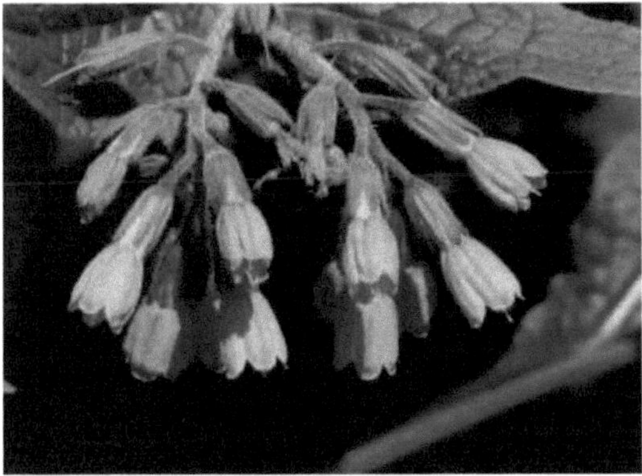

Fig: 57- Confrei

Bolsa de pastor

Utilize os topos frescos da bolsa do pastor para ajudar a parar a hemorragia após a extração de um dente.

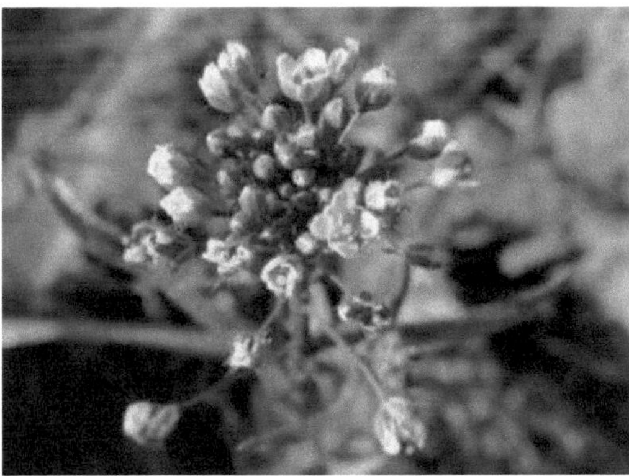

Fig: 58- Bolsa de pastor

Verdura de inverno

As folhas são utilizadas há muito tempo para tratar feridas e estancar hemorragias. O elixir bucal de Wintergreen é um excelente adstringente e anti-sético.

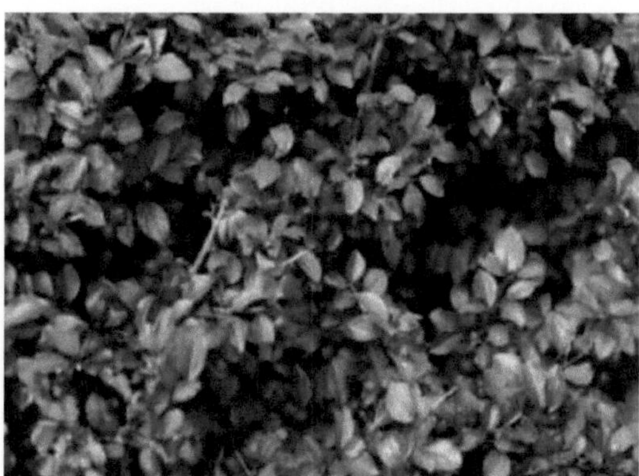

Fig: 59- Wintergreen

Betónia de madeira

Beber chá de betónia da madeira para promover o relaxamento antes de uma consulta dentária.[3]

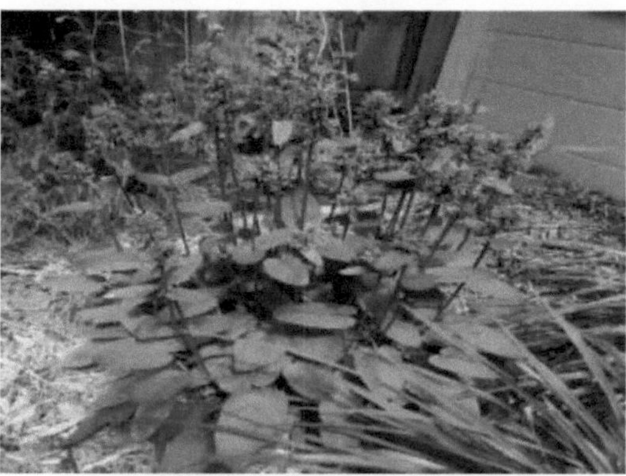

Fig: 60- Betónia de madeira

25. ERVAS UTILIZADAS EM PERIODONTIA

Camélia sinensis

Devido às suas actividades desinfectantes e desodorizantes, o chá verde também pode ser eficaz na redução do mau odor oral.

Curcuma longa: A curcuma é antioxidante, anti-inflamatória e antimutagénica. O seu elixir bucal provoca uma redução rápida da dor. Quando esfregada no dente dorido, alivia a dor. A pasta contém curcuma, mostarda e sal e é útil para reduzir a gengivite e a periodontite.

Mentha piperita: Em medicina dentária, pode ser aplicada topicamente para aliviar a dor dentária e como elixir bucal para reduzir a inflamação das gengivas. Os seus constituintes incluem α-pineno e terpenóides. Num estudo, foi demonstrado que os colutórios que contêm esta planta podem atuar eficazmente contra os microrganismos gengivais.

Syzygium aromaticum: Mastigar cravinho reduz o mau hálito. Esfregar o óleo nas gengivas e nos dentes pode reduzir a dor.

Salvia officinalis (salva de jardim): Os seus constituintes incluem alfa e beta-tujona, cânfora, cineol, ácido rosmarínico, taninos e flavonóides. Na medicina moderna à base de plantas da Europa, esta planta é recomendada para o tratamento de dores de garganta, inflamação das gengivas e da boca.

A Azadirachta indica (neem) é utilizada para reduzir o índice de placa bacteriana.

A Pistacia atlantica (aroeira) é utilizada pela sua atividade contra os microrganismos gengivais.

A Salvadorapersica (árvore da mostarda) é utilizada para melhorar a saúde gengival.[20]

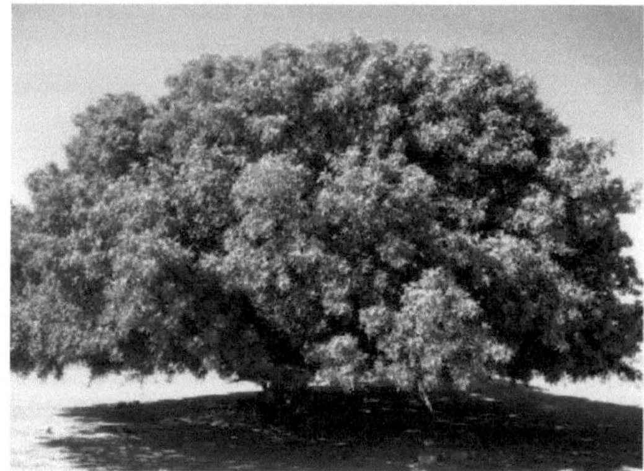

Fig :61- Azadirachta indica (neem)

Anis

Erva anti-inflamatória, o anis é normalmente utilizado em forma de chá para acalmar as gengivas.

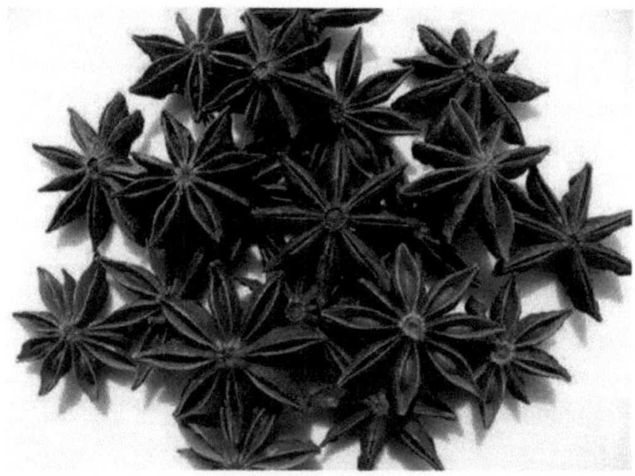

Fig: 62- Anis

Sabugueiro

Preparar elixir bucal após uma cirurgia às gengivas ou após a colocação de suturas.

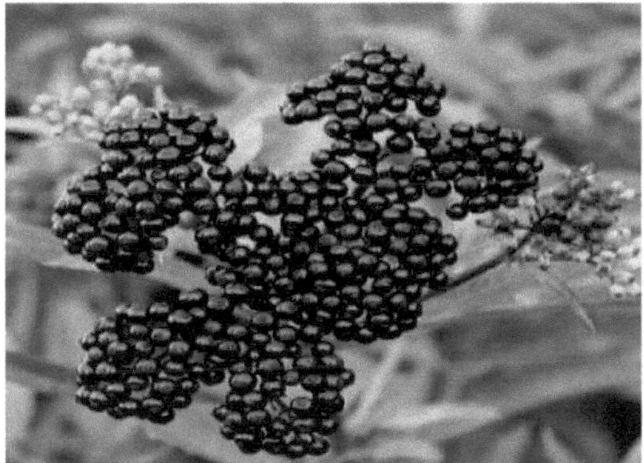

Fig: 63- Sabugueiro

Prímula da noite

Esfregue óleo de onagra nas gengivas inflamadas e doridas para um alívio temporário.

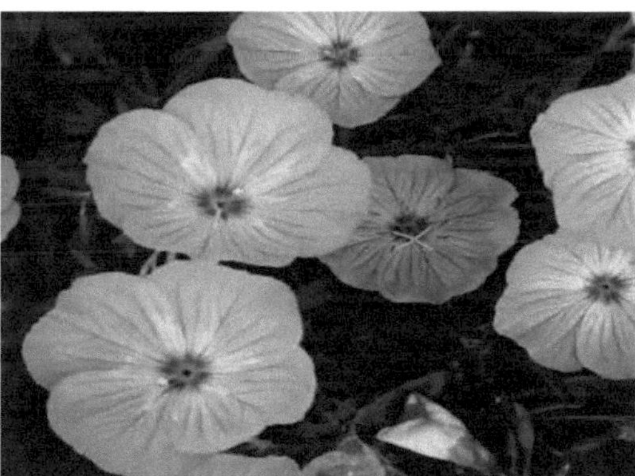

Fig:64- Prímula da noite

Ginseng

Utilizar num tónico para favorecer a circulação e ajudar a reparar os tecidos gengivais irritados.

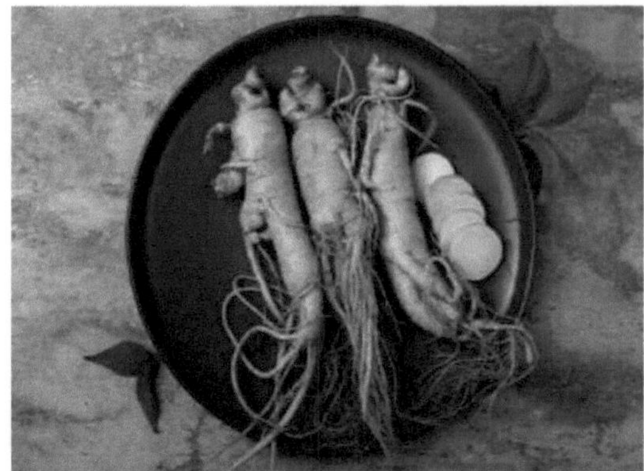

Fig:65- Ginseng

Goldenseal

Quando utilizado como pasta de dentes ou elixir bucal, o goldenseal é excelente para acalmar gengivas inflamadas.

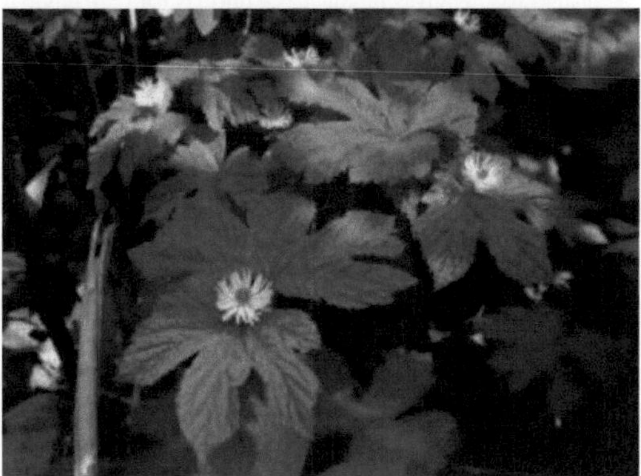

Fig: 66- Goldenseal

Cavalinha

Utilizar um elixir bucal de cavalinha para aliviar infecções da boca e das gengivas.

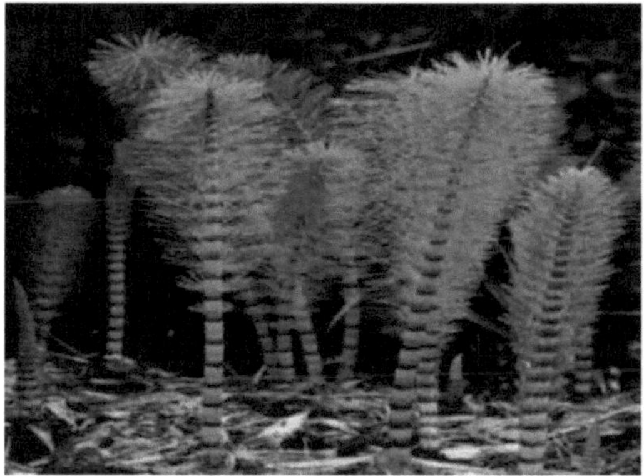

Fig: 67- Cavalinha

Algas

A ingestão diária de algas ajuda a garantir a saúde das gengivas e dos ossos.

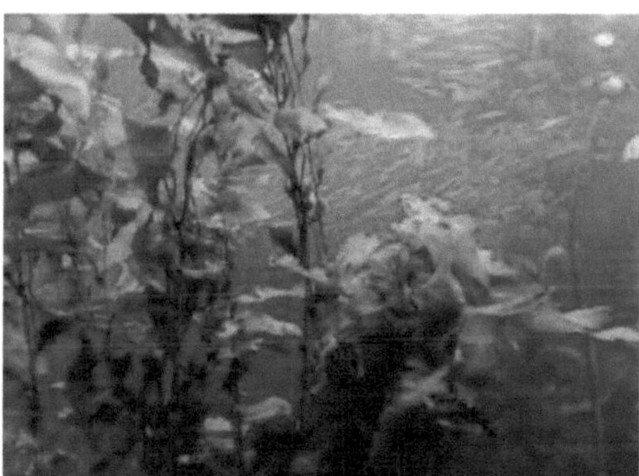

Fig: 68- Alga marinha

29. ERVAS UTILIZADAS NO CANCRO ORAL

Camélia sinensis

O chá verde é anti-cancerígeno, anti-oxidante, anti-inflamatório e inibidor de radicais livres. É considerado seguro.

Erva-de-passarinho

O elixir bucal Chickweed acalma os tecidos inflamados e irritados da boca associados ao cancro oral.

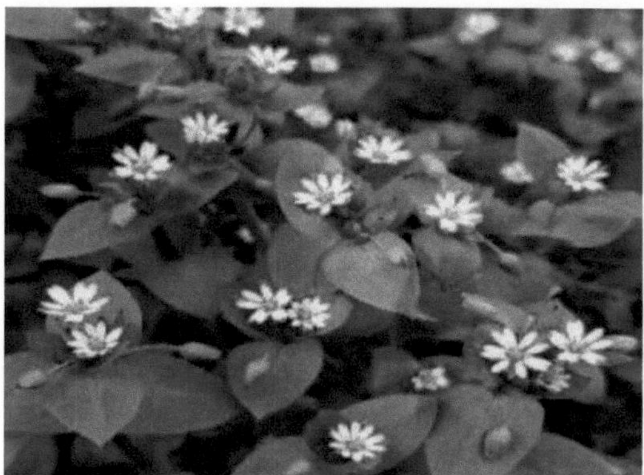

Fig: 69- Erva-de-bico

Violeta

O elixir bucal à base de violetas ajuda a aliviar a dor e a sensibilidade das feridas causadas pelo cancro oral.[3]

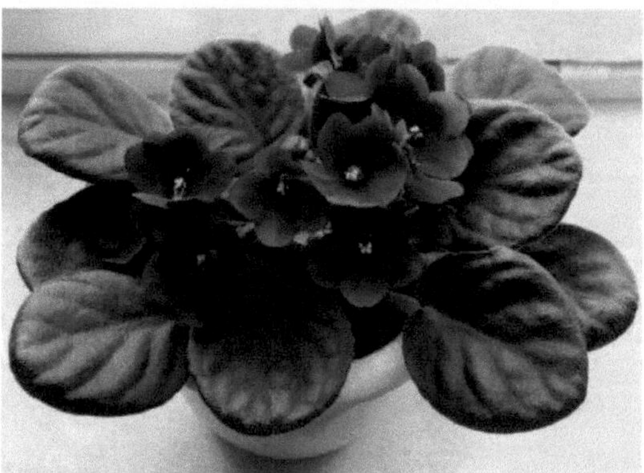

Fig:70- Violeta

A curcumina é um pigmento fito-polifenólico derivado da curcuma longa, que é normalmente adicionado aos alimentos como aroma. Acredita-se que a curcumina diminui a proliferação de células tumorais. Suprime a angiogénese tumoral e, consequentemente, reduz o crescimento do tumor e as metástases.

O gengibre (Zingiberofficinale Roscoe) é uma especiaria popular, particularmente na Ásia, e contém abundantes componentes bioactivos que promovem a saúde. O óleo de gengibre elimina os radicais superóxido e hidroxilo e inibe a peroxidação lipídica in vitro. Diminui consideravelmente a inflamação aguda induzida pelo dextrano e pela carragenina. Estas caraterísticas fazem do gengibre um agente eficaz na prevenção da produção de espécies reactivas de oxigénio (ROS) e COX2 induzida pelos raios UV-B. Por conseguinte, pode ser utilizado como agente terapêutico em doenças cutâneas induzidas por UV.

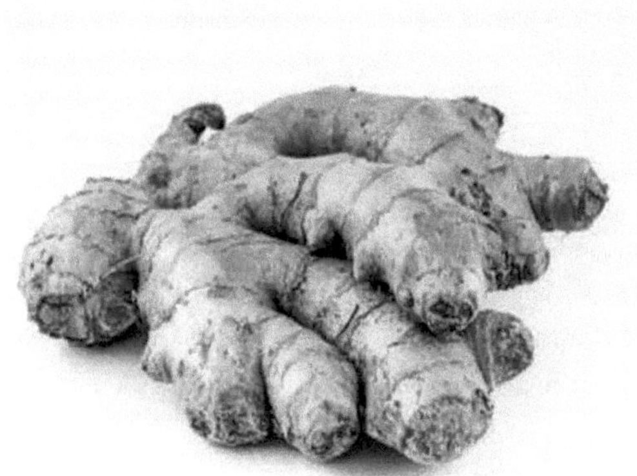

Fig: 71- Gengibre (Zingiberofficinale Roscoe

O açafrão é extraído naturalmente do estigma da flor crocus sativus. Tem sido referido que o açafrão é um antioxidante, anticancerígeno, anti-inflamatório, antidepressivo, anti-histamínico e melhorador da memória, tendo os seus efeitos anticancerígenos sido confirmados in vitro e em modelos animais.

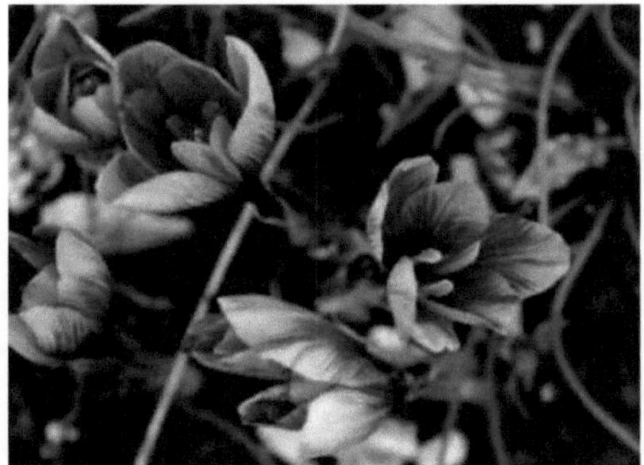

Fig:72- Açafrão

A canela é a casca mais externa de uma árvore perene pertencente à família das Lauraceae. O seu extrato contém vários componentes activos, como os óleos essenciais e o tanino. Estes têm numerosas funções biológicas, tais como atividade antioxidante, antibacteriana, anti-inflamatória, anti-diabetes e anti-tumoral. O consumo oral de extrato de canela no modelo animal de transplante de melanoma inibiu consideravelmente o crescimento do tumor.

As plantas aromáticas, como a canela, também contêm eugenol, que é considerado um composto químico da classe dos alilbenzenos. Estudos recentes confirmaram o efeito anticancerígeno do eugenol contra várias linhas de células cancerígenas em vários modelos animais. Além disso, o mecanismo molecular da apoptose induzida pelo eugenol está bem documentado no melanoma, nos tumores cutâneos, no osteossarcoma, na leucemia, no cancro gástrico e nos mastócitos.[21]

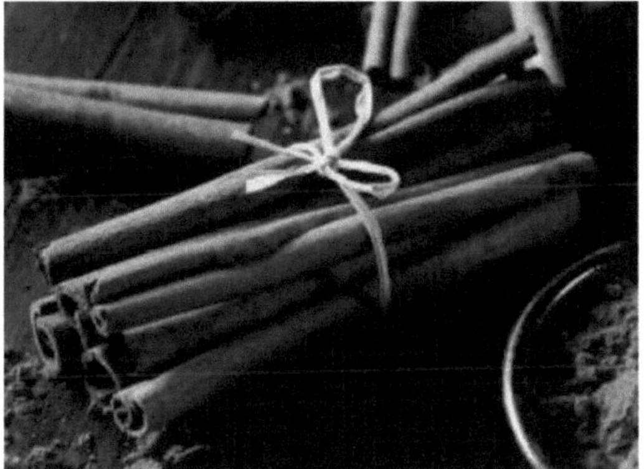

Fig: 73- Canela

30. ERVAS UTILIZADAS NA PREVENÇÃO DA CÁRIE DENTÁRIA

Allium sativum (alho): A planta inibe o crescimento do Streptococcus mutans e reduz a sua produção de ácido. Também aumenta a secreção de saliva e pode ser eficaz na prevenção e tratamento de cáries dentárias.[20]

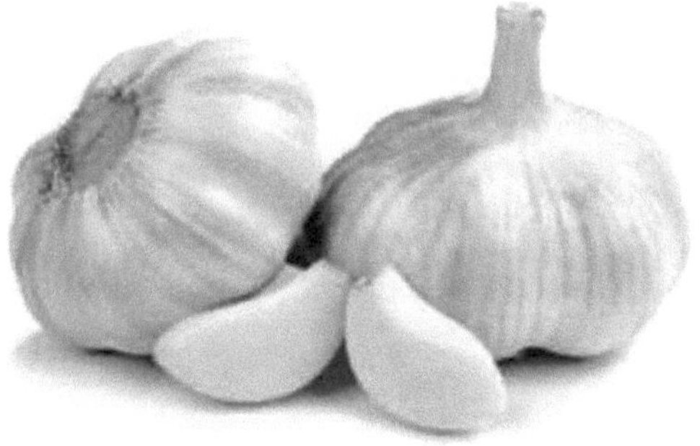

Fig: 74- Allium sativum (alho)

Azadirachta indica: O Neem reduz a frequência das cáries precoces e inverte o seu processo na mesma medida que a clorexidina, diminuindo a contagem de Streptococcus mutans. Foi demonstrado que esta planta pode inibir o crescimento de Streptococcus mutans, Streptococcus mitis, Streptococcus sanguinis e Streptococcus salivarius.

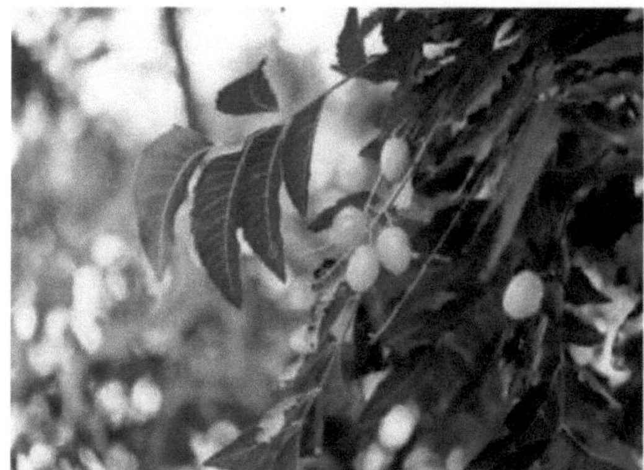

Fig:75 - Azadirachta indica

Camellia sinensis: Tem propriedades antimicrobianas através da inibição da enzima girase. Os flavonóides presentes na camélia causam atividade antibacteriana contra bactérias cariogénicas. Contém flúor, que é eficaz na prevenção de cáries. Miller etal. demonstrou que os compostos destas plantas, especialmente as catequinas simples que contém, são responsáveis pelas propriedades anti-cariogénicas desta planta.

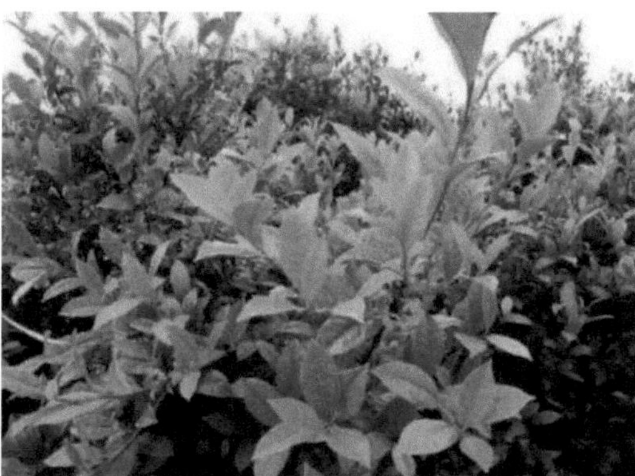

Fig:76- Camellia sinensis

Curcuma longa: A curcuma tem fortes propriedades antibacterianas contra o biofilme de S. mutans e é tão eficaz como a CHX. Por isso, pode ser eficaz na prevenção da cárie dentária.

Mentha piperita: Num estudo, foi investigada a atividade antimicrobiana dos óleos essenciais de M. piperita e Rosmarinus officinalis e da CHX contra S. mutans e Streptococcus pyogenes; os resultados mostraram que a atividade antimicrobiana da hortelã-pimenta era boa.

Própolis: Esta mistura de resina é recolhida pelas abelhas a partir de fontes vegetais. Tem propriedades antimicrobianas, anti-inflamatórias, cicatrizantes, anestésicas, citostáticas e cariostáticas e pode também melhorar o sistema imunitário. Um estudo demonstrou que o Própolis pode efetivamente diminuir a acumulação de placa bacteriana. Outros estudos mostraram que o Própolis pode interferir no crescimento e na adesão de S. mutans e na sua atividade de glucosil transferase. Assim, tem propriedades anti-cárie. Está disponível em várias formas, como comprimidos, gel e elixir bucal.

Syzygium aromaticum: O cravinho tem propriedades anti-sépticas, antioxidantes e antieméticas. Pode ser utilizado para o tratamento de problemas orais. O seu extrato pode reduzir a síntese de glucano insolúvel em água e, por isso, pode ter propriedades anti-cárie.[20]

31. ERVAS COMO MEIO DE ARMAZENAMENTO DE DENTES AVULSIONADOS

Camellia sinensis:

O extrato de chá verde pode ser utilizado como meio de armazenamento para dentes avulsionados. Tem sido tão eficiente como o HBSS para manter vivas as células PDL.

Cocos nucifera (coco):

O estudo mostrou que o leite desnatado e o leite gordo, seguidos da água de coco natural e do HBSS, foram eficazes para manter os fibroblastos PDL viáveis.

Morus rubra (amora vermelha):

Os estudos demonstraram que o sumo de amora vermelha com uma concentração de 2,5% e 4% teve uma eficácia superior à do HBSS às 3, 6 e 12 horas. O seu extrato a 4% teve uma eficácia igual à do HBSS às 24 horas. Assim, é adequado como meio de cultura.

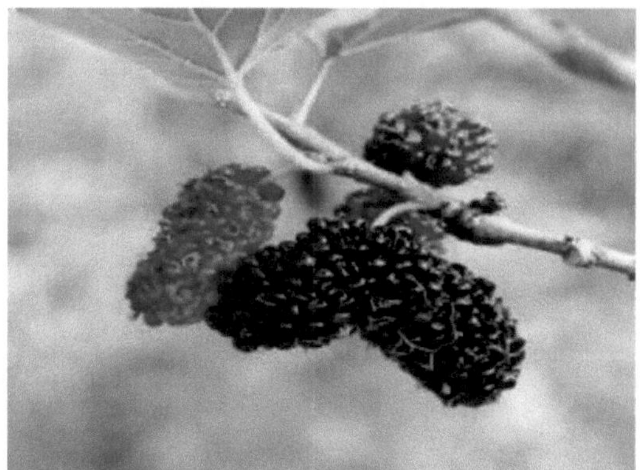

Fig: 77- Morusrubra (amora vermelha)

Salvia officinalis (salva de jardim)

O extrato pode ser utilizado como meio de armazenamento. Este meio pode manter a viabilidade do ligamento periodontal do dente avulsionado e a sua concentração de 2,5% é a mais eficaz.

Própolis (Fig. 1.): Estudos in vitro em cães mostraram que a taxa de sobrevivência das células PDL na própolis é semelhante à do leite. Outro estudo demonstrou que era adequado manter o dente avulsionado em própolis, como meio, até 6 horas.[20]

32. ERVAS UTILIZADAS EM MEDICINA ORAL

Podem ocorrer vários tipos de lesões na boca. Com o objetivo de encontrar uma cura para estas lesões, foram estudadas várias plantas medicinais. Por exemplo, para o tratamento das úlceras aftosas, o aloé vera pode acelerar a cicatrização das úlceras e reduzir a dor. Para o tratamento de lesões virais, como as lesões herpéticas, a Melissa officinalis (erva-cidreira) pode ser utilizada para diminuir o efeito citopático do vírus herpes simplex (HSV) tipo II e a Mentha piperita (hortelã-pimenta) pode ser utilizada devido à sua elevada atividade virucida contra o HSV-1 e o HSV-2. Para o tratamento de Candida albicans, podem ser utilizados Coriandrum sativum (coentros).

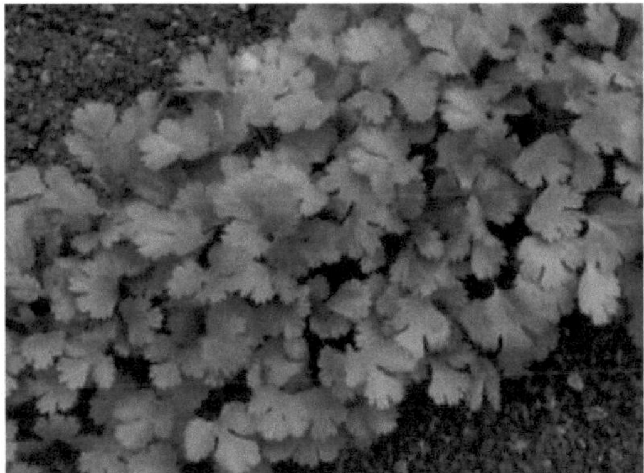

Fig: 78- Coriandrum sativum (coentros)

Para o tratamento do líquen plano, podem ser utilizados o aloé vera e a Portulaca oleracea (erva-dos-prados).[20]

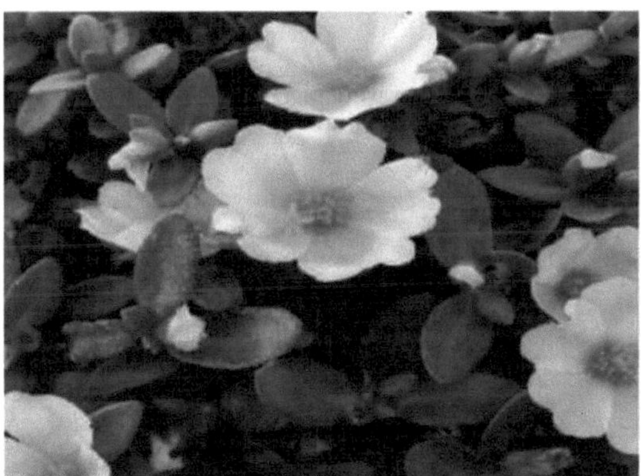

Fig: 79- Portulaca oleracea (erva daninha)

Aloé Vera

- Aplicações diretamente nos locais de cirurgia periodontal
- Aplicações nos tecidos gengivais quando estes foram traumatizados ou arranhados por abrasão da escova de dentes, alimentos afiados, fio dentário e ferimentos com palitos

- O alívio de queimaduras químicas é aliviado rapidamente de acidentes com aspirina
- As lesões agudas da boca são melhoradas por aplicação direta, como as lesões herpéticas virais, as úlceras aftosas, as aftas e as fissuras que ocorrem nos cantos dos lábios. Os abcessos das gengivas também são acalmados pelas aplicações.
- Outras doenças orais, de natureza crónica, respondem a aplicações como o líquen plano e o pênfigo benigno e os problemas gengivais associados à SIDA e à leucemia.
- A glossite migratória, a língua geográfica e a síndrome da boca ardente melhoram.
- Outras afecções orais, como a candidíase, a gengivite descamativa, as doenças vesiculobolhosas, a leucemia monocítica aguda, as afecções hematológicas e os problemas nutricionais, respondem à utilização de aloé vera, tal como a diabetes mellitus, a síndrome de Sjorgen, os doentes na menopausa e os que tomam medicamentos que podem causar xerostomia ou boca seca.

Alfafa

Útil em casos de hemorragias e infecções fúngicas.

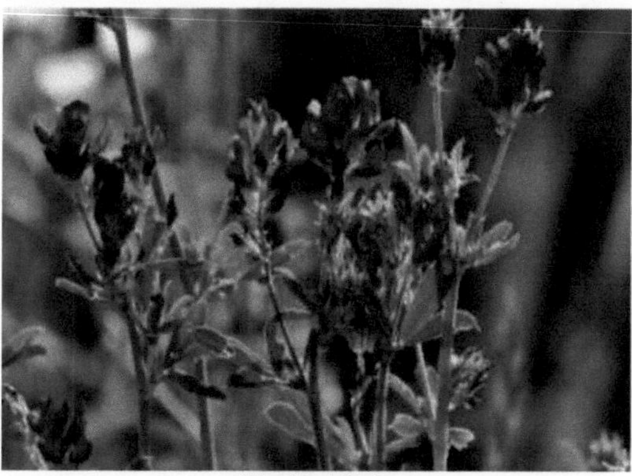

Fig:80- Alfafa

Cohosh preto

Utilizar para aliviar cãibras no maxilar ou no pescoço.

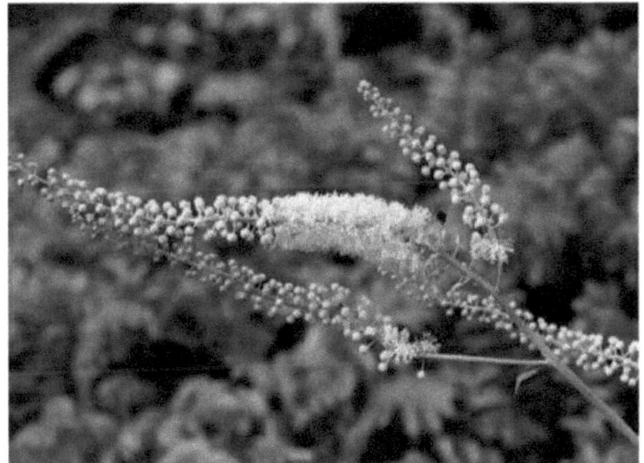

Fig: 81- Cohosh preto

Bardana

Os emplastros de bardana são excelentes para o alívio da tensão muscular e das dores de cabeça associadas a perturbações da articulação temporomandibular (ATM)

Catnip

Beber chá de catnip ou tomar em cápsulas para ajudar a relaxar antes do tratamento dentário.

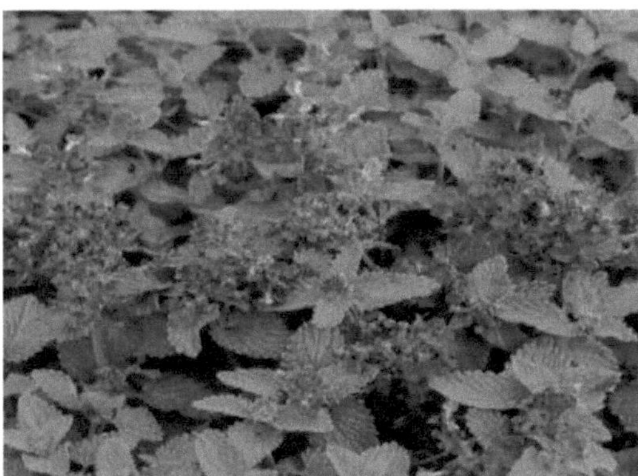

Fig:82- Erva-dos-gatos

Cayenne

Saturar algodão com óleo de caiena e colocá-lo sobre um dente dorido para um alívio de emergência.

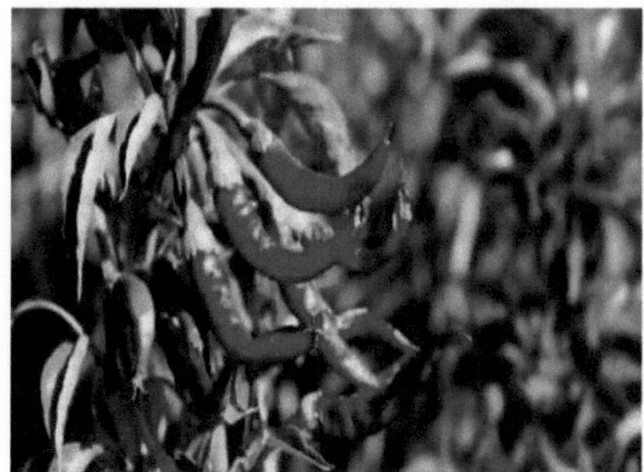

Fig:83- Cayenne

Erva-de-passarinho

Ajuda a aliviar a dor das aftas e de outras feridas na boca .

Cravinho

Esfregar óleo de cravinho nas gengivas e dentes doridos para aliviar a dor.

Dente-de-leão

O dente-de-leão é útil para tratar abcessos na boca.

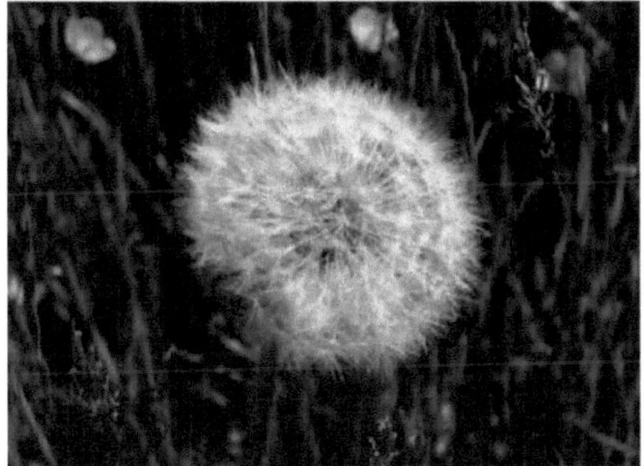

Fig: 84- Dente-de-leão

Lúpulo

Preparar um chá de lúpulo e beber como remédio para a dor de dentes.

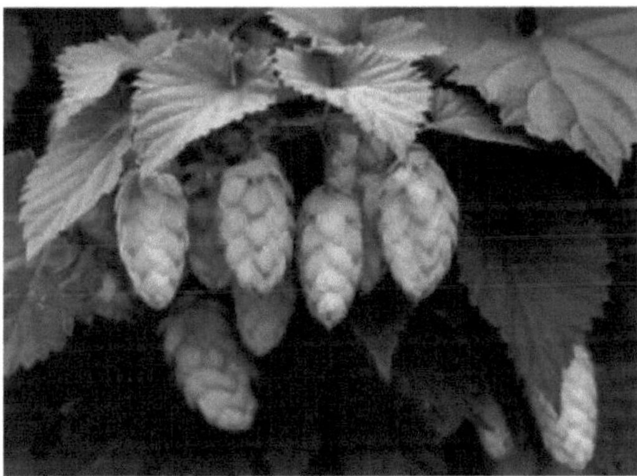

Fig:85- Lúpulo

Lobélia

Bebida para aliviar a dor no maxilar.

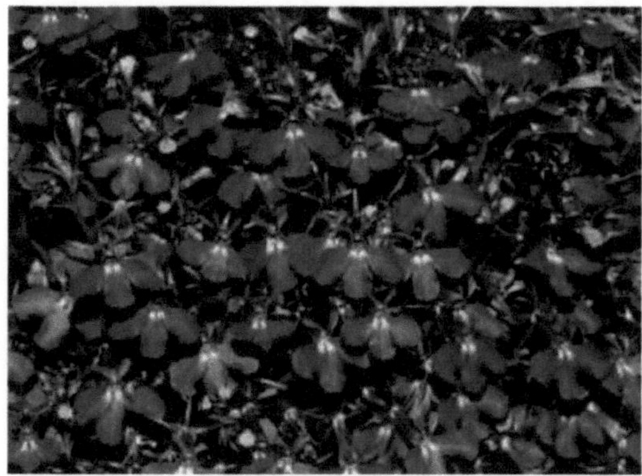

Fig:86-Lobelia

Calêndula

Utilizar como elixir bucal para ajudar a aliviar úlceras e para relaxar os músculos associados à tensão na articulação do maxilar e à pressão exercida por aparelhos ortodônticos.

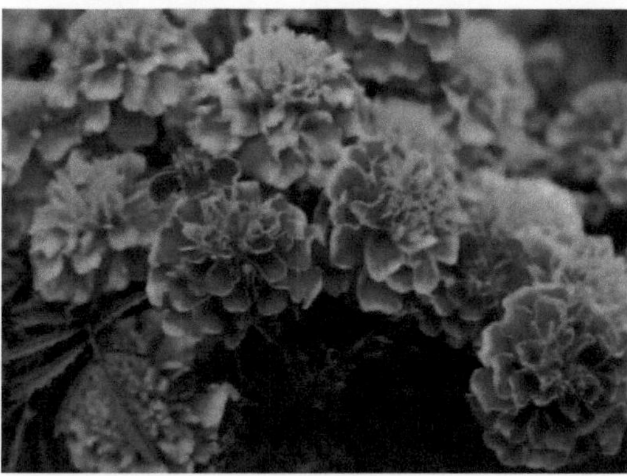

Fig:87-Marigold

Manjerona

Preparar a manjerona como chá. Beber quente para aliviar as dores de cabeça e aliviar a dor de dentes.

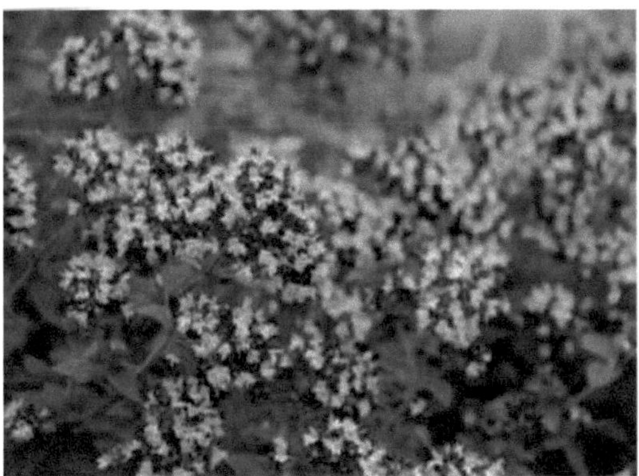

Fig:88- Manjerona

Freixo espinhoso

Utilizar para aumentar o fluxo de saliva.

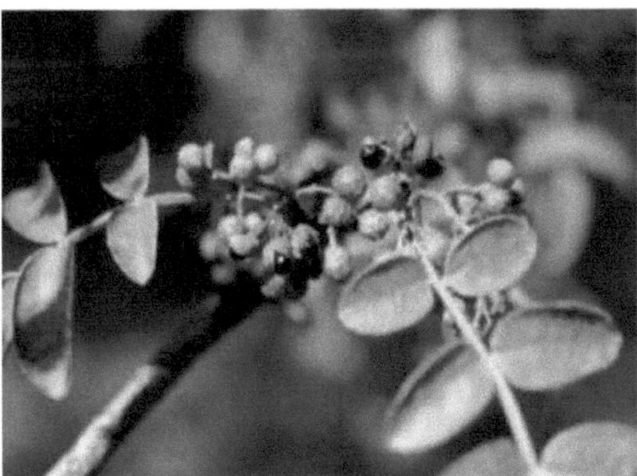

Fig:89- Freixo espinhoso

Rockrose

Usar elixir bucal de esteva para acalmar e curar aftas e úlceras na boca.

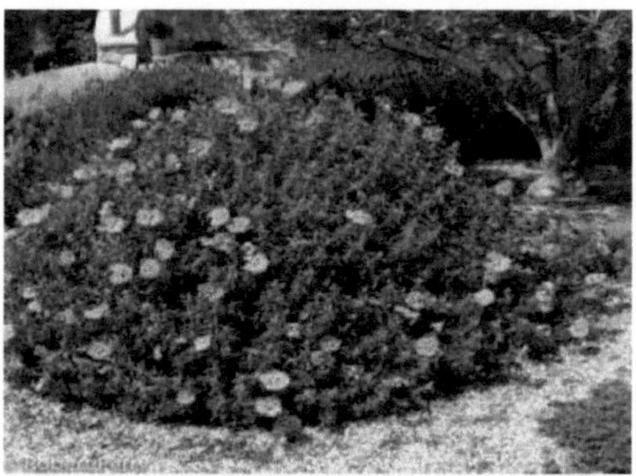

Fig:90- Esteva

Calota craniana

Beber chá de calota craniana para aliviar a ansiedade antes de uma consulta dentária.

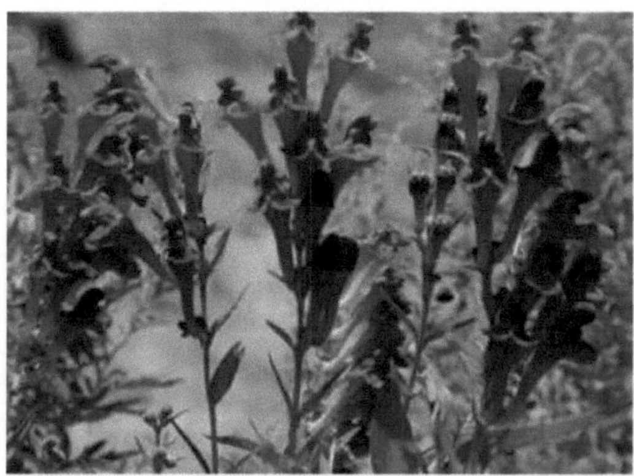

Fig:91- Calota craniana

Salgados de verão

Mergulhe uma bola de algodão em óleo de segurelha e coloque-a sobre um dente dorido ou esfregue-a nas gengivas inflamadas para um alívio temporário.

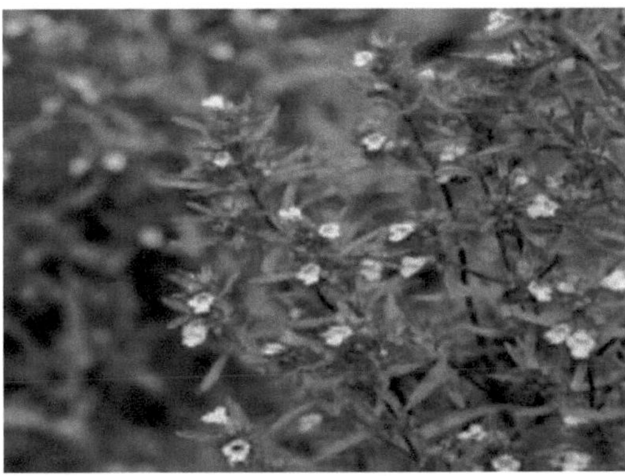

Fig: 92- Salgados de verão

Yarrow

Utilizar elixir bucal de yarrow para promover a cicatrização de cortes na boca devido a cirurgia, limpeza de dentes e aparelhos ortodônticos[3]

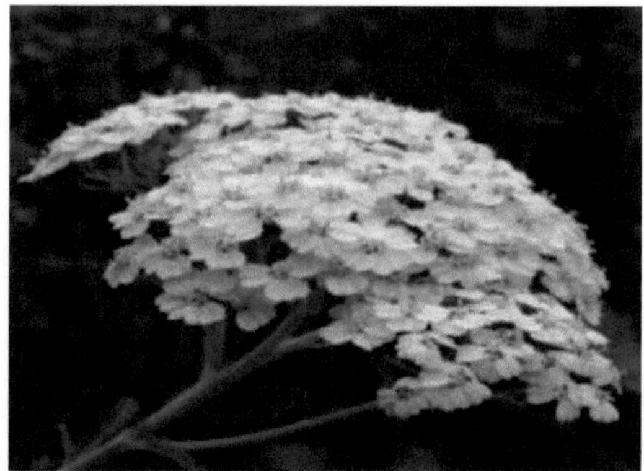

Fig: 93- Yarrow

Tinospora cordifolia

Tem efeitos anti-inflamatórios, antioxidantes e imunomoduladores. Esta planta pode reduzir a gravidade da mucosite em pacientes de radioterapia.

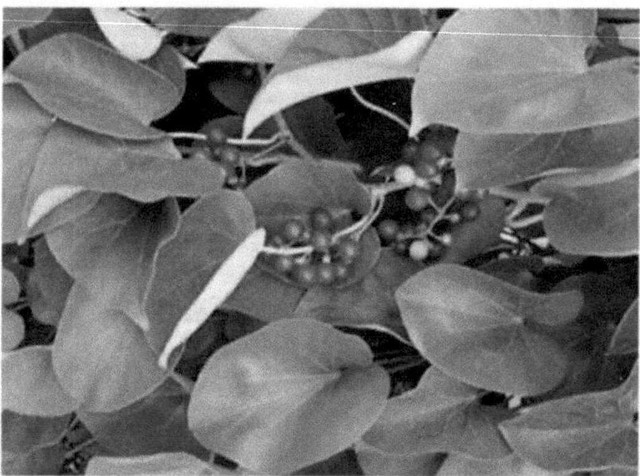

Fig:94- Tinospora cordifolia

As folhas de **Jasminum grandiflorum** são muito utilizadas no tratamento da estomatite ulcerosa e das feridas orais, estreitamente relacionadas com as suas propriedades antioxidantes.

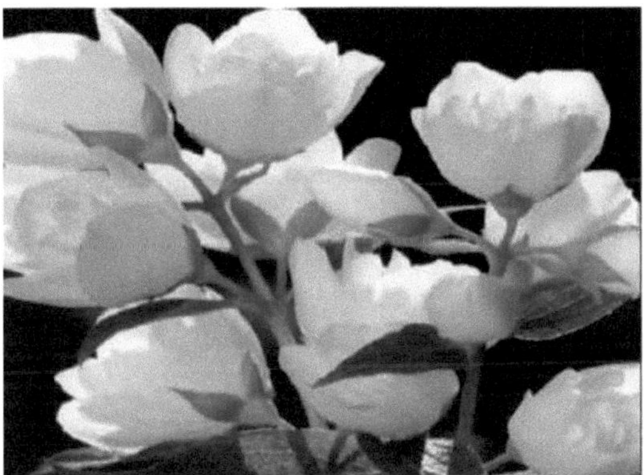

Fig:95- Jasminum grandiflorum

A Centella asiatica está distribuída por todas as planícies da Índia. Esta planta é eficaz no tratamento das úlceras da boca. Tem um efeito notável na cicatrização de feridas e promove o crescimento do tecido conjuntivo. O efeito de cicatrização de feridas tem sido atribuído a vários mecanismos, incluindo a atividade antioxidante, a síntese de colagénio e a promoção da angiogénese.

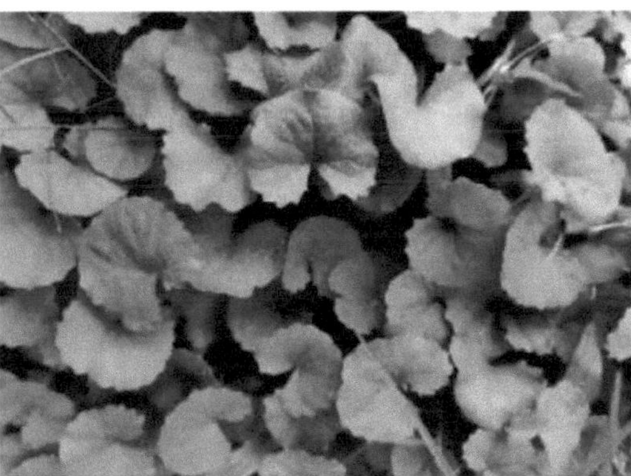

Fig:96- Centella asiatica

A Curcuma longa é outra especiaria muito útil e antiga utilizada na medicina ayurvédica. Os extractos de C. longa podem ser utilizados no tratamento de lesões da cavidade oral. Um dos componentes mais importantes da C. longa é a curcumina, um potente antioxidante. Além disso, a C. longa tem efeitos anti-inflamatórios, antibacterianos e cicatrizantes importantes.

A **Emblica officinalis** tem uma interessante propriedade antioxidante e adstringente, tendo-se demonstrado eficaz no tratamento da estomatite aftosa e de outros tipos de úlceras da boca.

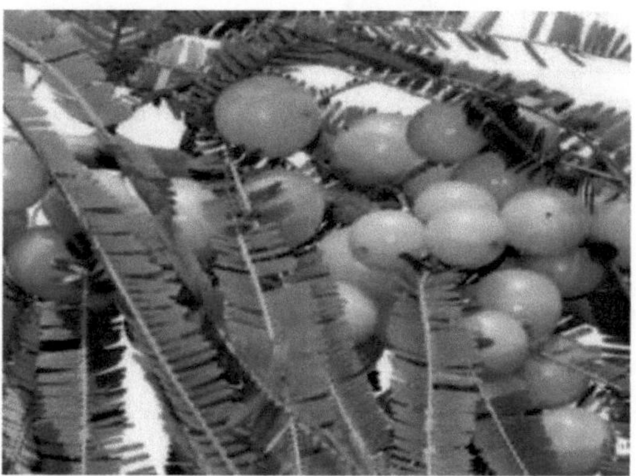

Fig:97- Emblica officinalis

A **Punica granatum** é também utilizada como decocção de lavagem com vinagre para tratar a afta devido às suas actividades anti-inflamatórias, antioxidantes e antibacterianas.

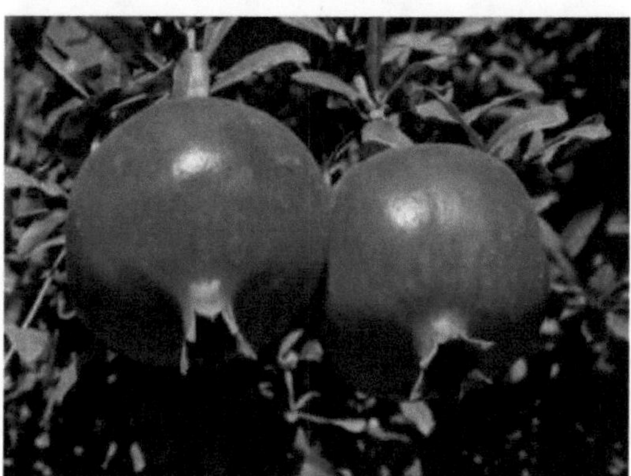

Fig98- Punica granatum

O extrato de sementes de **Vitis vinifera** apresenta igualmente efeitos anti-inflamatórios e antioxidantes.

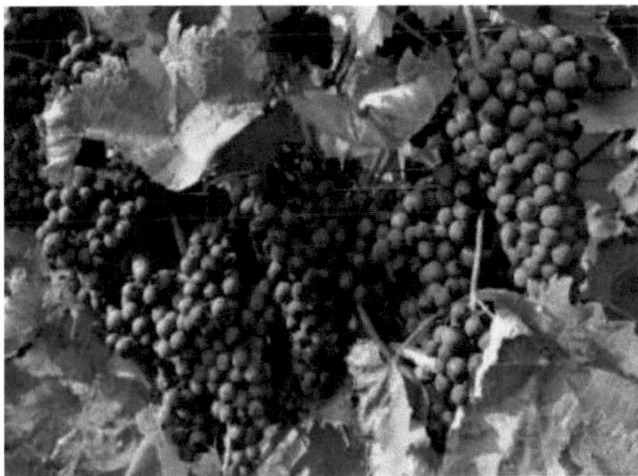

Fig:99- Vitis vinifera

A curcumina é um polifenol vulgarmente conhecido como açafrão-da-terra. Os seus principais componentes activos incluem flavonóides e compostos voláteis como a tumerona, a atlantona e a zingiberona. Evidências científicas recentes mostraram que a curcuma, e particularmente a curcumina, exibem poderosos efeitos anti-inflamatórios numa grande variedade de sistemas-alvo. Além disso, foram atribuídos a esta molécula notáveis efeitos antioxidantes, antitumorais, analgésicos, imunoestimulantes, antivirais, antibacterianos e antifúngicos, bem como uma grande capacidade de luta contra doenças como a diabetes, asma, alergias, neurodegenerativas, artrite, aterosclerose, OML e até cancro.

O licopeno é um carotenoide e pigmento lipossolúvel natural responsável pela cor vermelha e laranja de alguns frutos e vegetais. Um fator importante que afecta a biodisponibilidade do licopeno é a sua sinergia com outros antioxidantes, como acontece, por exemplo, com as vitaminas C e E. A toxicidade dos carotenóides referida em alguns estudos observacionais e de intervenção está intimamente relacionada com as doses utilizadas e as interações correspondentes. É de salientar que a maioria destes estudos utilizou roedores, que absorvem os carotenóides de forma menos eficaz do que os seres humanos. Além disso, concentrações elevadas de um carotenoide podem interferir com a biodisponibilidade de outros, conduzindo a um desequilíbrio, como acontece entre o β-caroteno e o licopeno.

A camomila (Matricaria recutita L., syn. Matricaria chamomilla L.) é uma planta medicinal que pertence à família das Asteraceae e contém flavonóides, cumarinas e óleos essenciais com efeito antissético, carminativo, sedativo e protetor contra as úlceras das mucosas.[22]

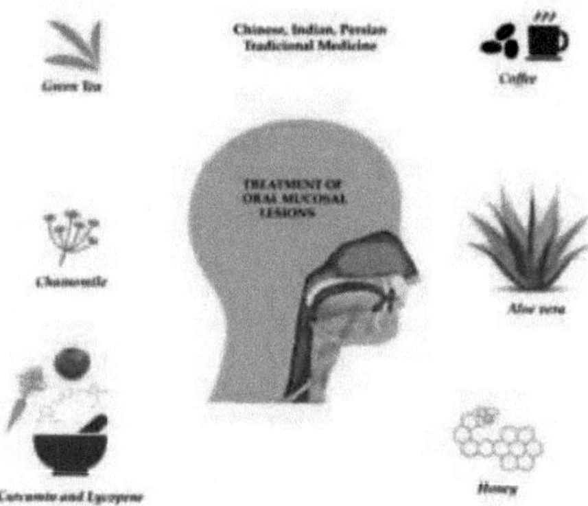

Fig:100- Plantas e bioactivos derivados de plantas em lesões da mucosa oral. [22]

33. PLANTAS UTILIZADAS EM PRÓTESE DENTÁRIA

ALOVERA

Os doentes com próteses dentárias com rebordos doridos e próteses mal ajustadas podem beneficiar da redução da contaminação por fungos e bactérias, bem como da irritação causada pela inflamação.

O gel demonstrou ser bactericida e fungicida contra a Candida albicans (a causa da monilíase ou "ferida de dentadura na boca").[3]

Adesivos para próteses

O maimendong (Ophiopogon) tem sido utilizado para melhorar a xerostomia em pacientes com síndroma de Sjogren. Muitos investigadores que relataram a utilização de adesivos de prótese in vitro e in vivo confirmaram a sua eficácia na melhoria da retenção e estabilidade da prótese, no aumento da força de mordida, na melhoria da discriminação e perceção do sabor, entre outros benefícios. Alguns investigaram a viscosidade inicial e a força adesiva dos adesivos de prótese e o efeito dos componentes nas propriedades mecânicas dos adesivos de prótese in vitro. Uma combinação de ervas medicinais e adesivo de prótese dentária pode ser utilizada para desenvolver um adesivo de prótese que se revele eficaz em casos de xerostomia.[23]

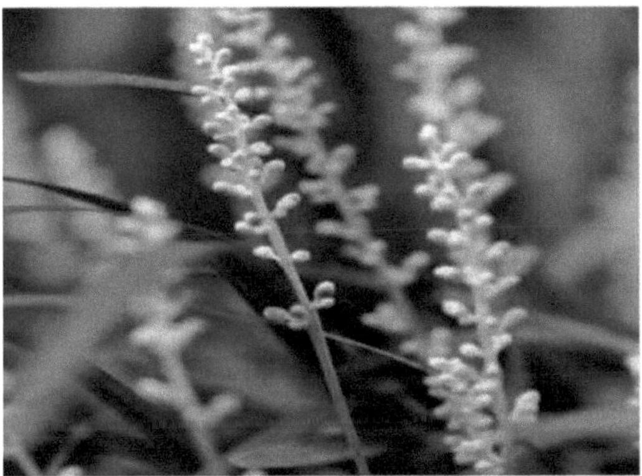

Fig: 101- Maimendong (Ophiopogon)

Estomatite de dentadura

Os óleos de cravo e canela foram reconhecidos pela sua atividade anti-inflamatória, antimicrobiana e efeitos antifúngicos na cavidade oral. Um estudo foi efectuado através da preparação de emulgel carregado com óleos de cravo/canela e para avaliar a sua eficácia no tratamento da estomatite dentária associada à Candida albicans. O emulgel carregado com extractos de ervas pode ser considerado uma evolução das formulações poli-herbáceas indígenas e pode representar uma alternativa promissora aos medicamentos alopáticos existentes para o tratamento da estomatite dentária, com melhor aceitabilidade gustativa e sem efeitos secundários.[24]

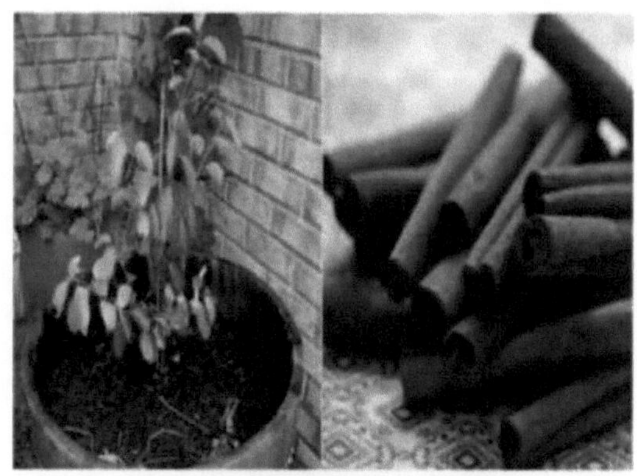

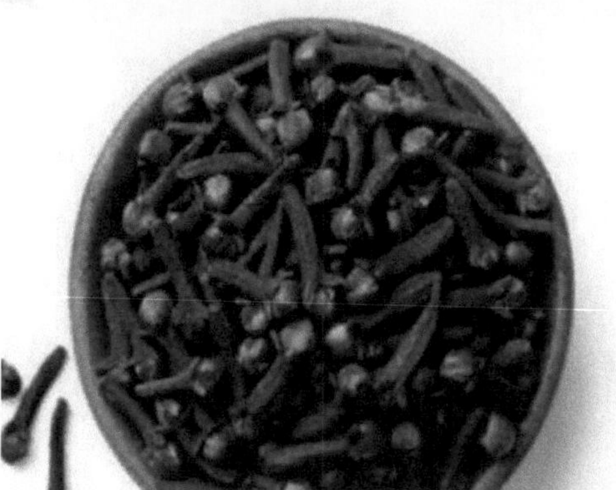

Fig: 102- Óleos de cravo e de canela

34. ERVAS UTILIZADAS EM ENDODONTIA

Em endodontia, a Camellia sinensis (chá verde) e a Morinda citrifolia (amora indiana) podem ser utilizadas como soluções de irrigação. As plantas que têm sido estudadas como medicamentos intracanais incluem Arctium lappa (bardana maior).

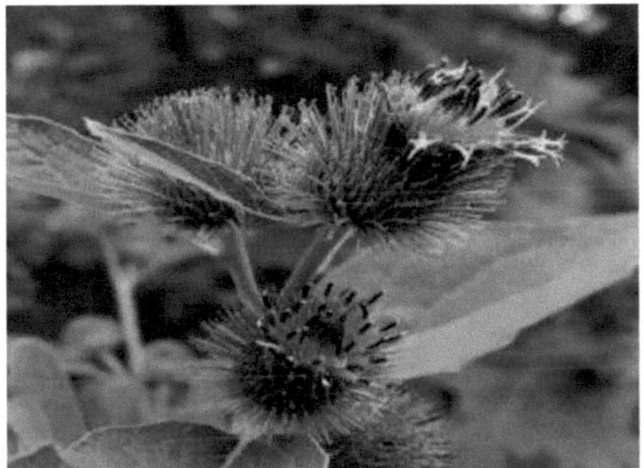

Fig: 103- Arctium lappa (bardana maior).

A Curcuma longa (açafrão-da-terra) pode ser utilizada no tratamento endodôntico para dissolver e amolecer a guta-percha.

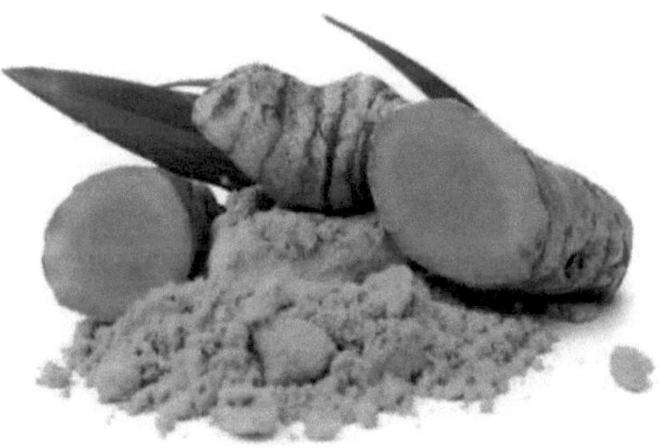

Fig: 104- Curcuma longa (açafrão-da-terra)

Própolis: Devido às suas propriedades antimicrobianas contra E.faecalis, estudos avaliaram a sua eficácia no tratamento endodôntico como irrigante e medicamento intracanal. Também tem potencial para uso como agente de capeamento pulpar.[20]

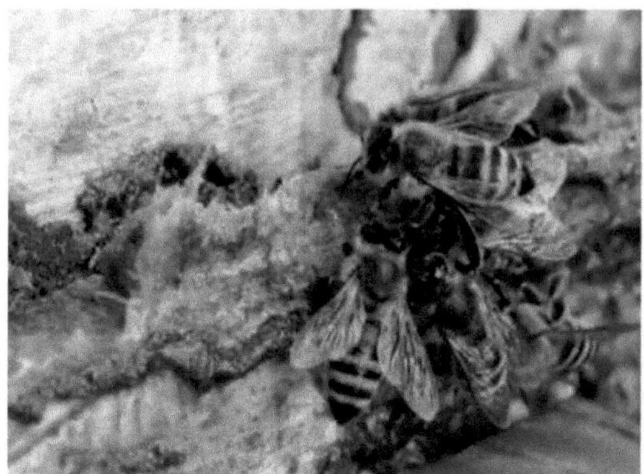

Fig: 105- Própolis

PAPEL DA TRIPHALA NA ENDODONTIA

Como irrigante

O Triphala é uma escolha segura para os irrigantes de canais radiculares frequentemente utilizados, porque é composto por substâncias químicas que têm efeitos fisiológicos corretos, bem como qualidades antioxidantes e anti-inflamatórias.

Como agente antimicrobiano e agente quelante

Devido ao elevado teor de ácido cítrico dos frutos, o triphala é um agente quelante eficaz e tem-se mostrado promissor na remoção da camada de esfregaço. O ácido tânico, o principal componente do Triphala, demonstrou em várias investigações ter propriedades como o controlo do crescimento de bactérias e a morte das bactérias, principalmente contra bactérias gram-positivas e gram-negativas. O seu método de ação consiste em desativar as adesinas microbianas, as proteínas de transporte do envelope celular e as enzimas.

O Triphala revelou-se mais eficaz contra as bactérias endodônticas. Este facto deve-se à sua formulação, que contém quantidades iguais de três plantas ayurvédicas diferentes. Além disso, diversos compostos podem ajudar a aumentar a eficácia das substâncias químicas activas e contribuir para um impacto aditivo. Quando comparado com 0,5 e 1 por cento de NaOCl, o triphala foi mais eficaz em culturas de E. faecalis.

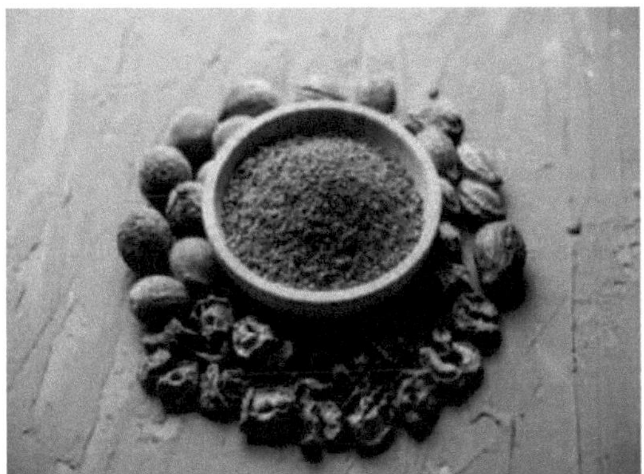

Fig: 106- Triphala

Efeito na microdureza da dentina radicular

Quando a triphala foi utilizada como irrigante, não se verificou uma redução drástica da microdureza da dentina do canal radicular. O ácido cítrico presente nos frutos da triphala, que actua como um ligeiro agente quelante, poderá ser a causa mais provável deste efeito.[25]

Agentes de retratamento: O óleo de eucalipto e o óleo de laranja foram referidos como sendo tão eficazes como o clorofórmio e o xileno para dissolver ou amolecer a guta-percha. O óleo de laranja está facilmente disponível, é barato e apresenta um efeito solvente próximo do do clorofórmio. Além disso, tem atividade antimicrobiana. O solvente de laranja tem a vantagem, em relação a outros solventes derivados de plantas, como o óleo de eucalipto, de a sua viscosidade ser mais próxima da da água, pelo que pode ser facilmente administrado através de uma seringa de irrigação endodôntica. Além disso, o solvente de laranja tem um cheiro agradável, que é facilmente aceite pelos pacientes[7]

35. ERVAS UTILIZADAS EM MATERIAIS DENTÁRIOS

As plantas são a base de muitos materiais dentários. O Gelidium amansii (ágar-ágar) é utilizado no material de moldagem de ágar e a Laminariadigitata (Oarweed) é utilizada no material de moldagem de alginato.[20]

Nome comum: Alginato

Nome botânico: Laminara species

Família: Laminariaceae

Partes utilizadas: O produto carbohidrato purificado da planta completa.

Componentes químicos: Sal de sódio do ácido algínico (o ácido algínico é um poliuronídeo que contém resíduos de ligação 1,4 do ácido D-manurónico e dos ácidos L-glucurónicos).

Utilizações: Em preparações dentárias para material de impressão; em pasta adesiva.

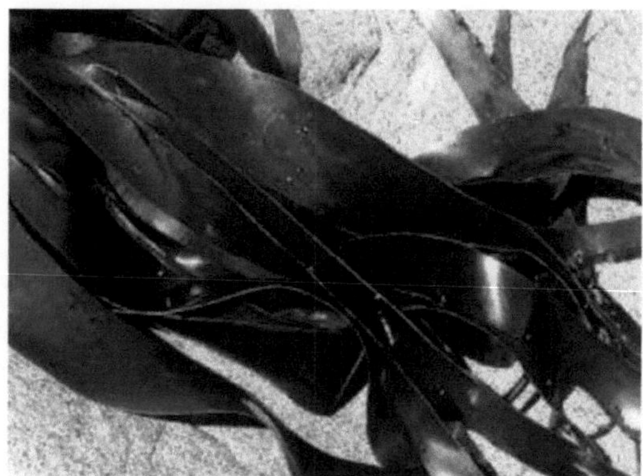

Fig: 107- Alga

Nome comum: Colofónia (resina de pinheiro)

Nome botânico: Pinus species

Família: Pinaceae

Partes utilizadas: Resíduo, após destilação da oleorresina de várias espécies de Pinus.

Componentes químicos: Ácidos resínicos: ácido abiético (90%); substância inerte neutra (resenos); gorduras.

Utilizações: Em pomadas e emplastros medicinais; **fabrico de vernizes e líquidos desinfectantes.**

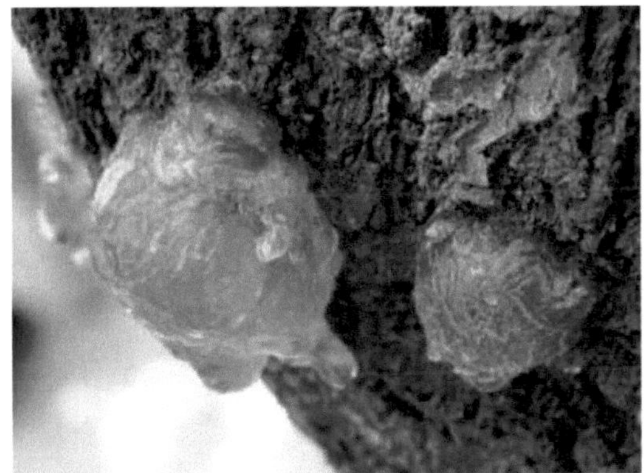

Fig: 108- Colofónia (resina de pinheiro)

Nome comum: Algodão

Nome botânico: Gossypium herbaceum L.

Família: Malvaceae

Partes utilizadas: Tricomas epidérmicos das sementes

Constituintes químicos: Hidratos de carbono: polissacárido celulose (90%); cera; óleo e gordura em vestígios.

Utilizações: Principal constituinte de pensos cirúrgicos; meio filtrante e material isolante.

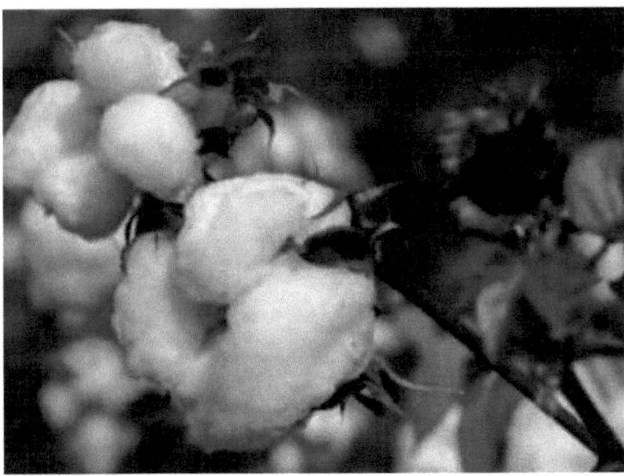

Fig: 109- Algodão

Nome comum: Cutch tree, catechu (preto)

Nome botânico: Acacia catechu

Família: Leguminosae

Partes utilizadas: Madeira de cerne

Constituintes químicos: Taninos: catequinas; ácido catequutânico (25-60%); flavonóides; quercetina e seus derivados.

Utilizações: Adstringente; digestivo; usado em condições de relaxamento da garganta, boca e gengivas.

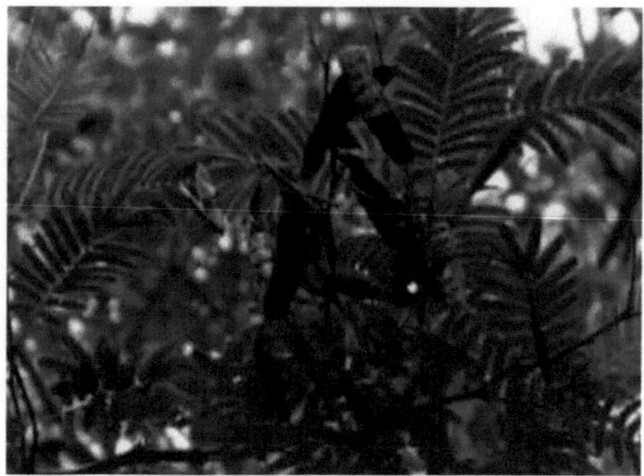

Fig: 110-Cutch tree, catechu (preto)

Nome comum: Agar

Nome botânico: Gelidium amansii lamouroux, G. cartilagineum; G. pristoides

Família: Geleidiaceae

Partes utilizadas: Planta completa seca Constituintes químicos: Polissacáridos heterogéneos (que consistem em sais de cálcio de um éster sulfúrico de um complexo de hidratos de carbono): a) agarose (70%), b) agropectina (um composto ácido sulfonado).

Utilizações: Para preparar meios nutritivos em cultura bacteriológica, material de impressão.[26]

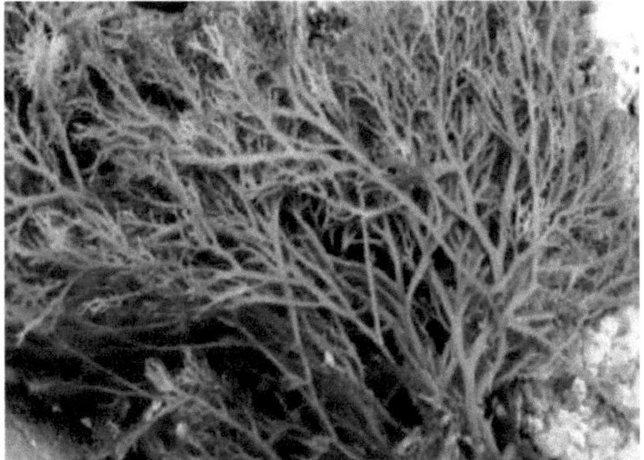

Fig:111- Gelidium amansii lamouroux

O Cinnamomum camphora (árvore da cânfora) é utilizado no monoclorofenol canforado, um medicamento intracanal...

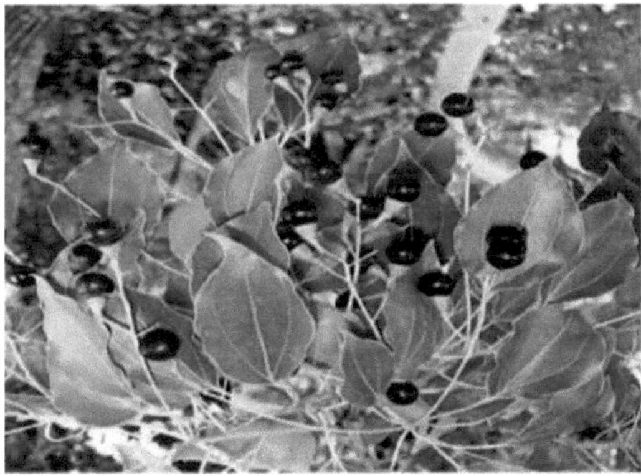

Fig : 112- Cinnamomum camphora

O Syzygium aromaticum (cravinho) é utilizado no cimento de óxido de zinco eugenol como selante endodôntico.

O Citrus limon (limão) é utilizado no condicionamento periodontal radicular com ácido cítrico.

A guta de palaquium é utilizada no material de obturação endodôntica de guta-percha.[20]

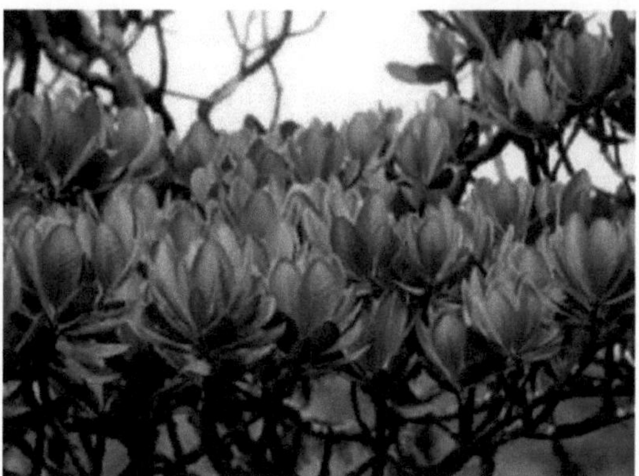

Fig:113- Palaquium gutta

36. PLANTAS COMO IMPLANTES BIOCOMPACTÁVEIS

O aloé vera pode ser utilizado em redor de implantes dentários para controlar a inflamação provocada pela contaminação bacteriana.[3] Nos últimos tempos, foram fabricados vários nanobiomateriais utilizando extractos de plantas para serem utilizados em aplicações de implantes dentários, como alternativa aos implantes dentários convencionais. Os nanobiomateriais esféricos de ouro de 71,5 nm, sintetizados através do extrato aquoso da casca de Salacia chinensis, podem ser utilizados para aplicação em implantes dentários. Os estudos in vitro revelaram que o nanobiomaterial sintetizado possui uma estabilidade superior em componentes sanguíneos, tais como 2% de albumina de soro humano, 0,2 M de histidina e 0,2 M de cisteína de 2% de albumina de soro bovino. Além disso, o estudo mostrou que os nanomateriais fito-sintetizados são cito-compatíveis e compatíveis com o sangue, tais como fibroblastos periodontais e eritrócitos. Além disso, o nano biomaterial de ouro aumentou a viabilidade celular das linhas celulares de osteossarcoma ósseo humano MG-63, o que indica que o nanomaterial possui um potencial osteoindutor melhorado, que pode ser útil para o tratamento de enxertos dentários como um "agente indutor de osso".

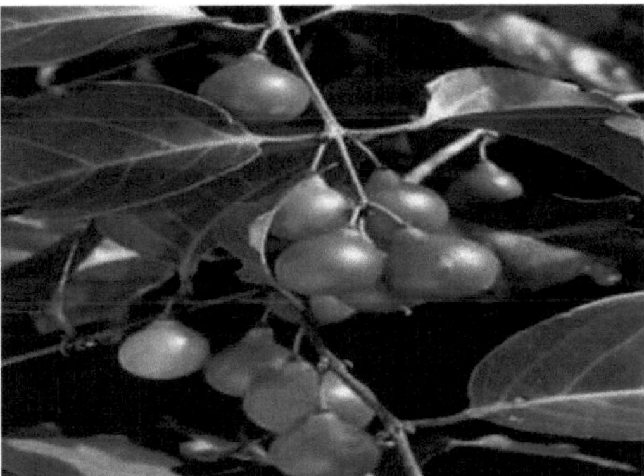

Fig: 114- Salacia chinensis

As nanopartículas de prata em forma de flocos de 32,4 nm foram sintetizadas através do extrato aquoso de folhas de Mangifera indica, o que pode ser benéfico para as aplicações de restauração dentária. O "cimento de ionómero de vidro" (CIV) foi utilizado para reforçar os nano biomateriais de prata sintetizados, o que melhorou o baixo desgaste do CIV convencional, aumentou a sua resistência mecânica com caraterísticas protectoras exclusivas contra Staphylococcus aureus e Escherichia coli. Por conseguinte, estes GIC reforçados com nano biomateriais podem ser úteis para melhorar a resistência mecânica dos materiais de implantes dentários convencionais, misturando-os como um compósito ou como um revestimento de superfície para melhorar as suas actividades antibacterianas.

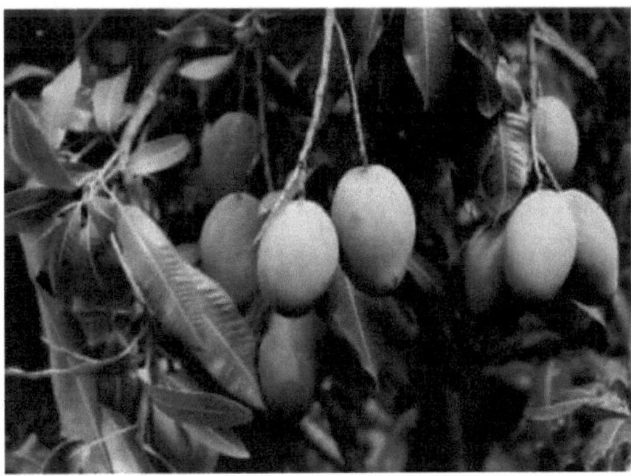

Fig: 115- Mangifera indica

Os polifenóis extraídos das folhas da planta Anogeissus latifolia foram utilizados para o fabrico de nano biomateriais de ouro para a gestão da dor em aplicações de implantação de tecidos dentários. O nano biomaterial exibiu uma maior estabilidade em albumina de soro humano, cisteína, histidina e albumina de soro bovino, e melhorou a biocompatibilidade, bem como a citocompatibilidade com fibroblastos periodontais e eritrócitos in vitro. Além disso, o estudo revelou que o nanobiomaterial de ouro melhorou a viabilidade celular das linhas de células MG63 com uma forte atividade antinociceptiva, o que é benéfico para aplicações de gestão da dor dentária durante a implantação de tecidos. Além disso, as nanopartículas de óxido de zinco sintetizadas por plantas também foram propostas como um potencial nanobiomaterial com atividade osteogénica in vitro e propriedades antibacterianas para aplicações em implantes dentários.

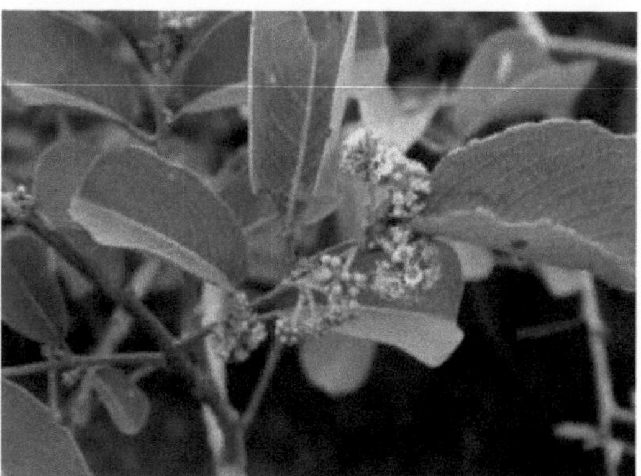

Fig:116-Anogeissus Iatifolia

Além disso, as nanopartículas de prata sintetizadas através da oleorresina de pimenta branca, do extrato de Oleo europaea, dos extractos de cravinho e de canela sintetizados com nanopartículas de óxido de zinco apresentaram actividades antimicrobianas melhoradas contra agentes patogénicos orais. Estes podem ser benéficos como modificador de superfície de implantes dentários convencionais, para evitar ataques microbianos ou infecções. Todos estes estudos demonstraram que a síntese de nanobiomateriais mediada por plantas é altamente significativa para aplicações em implantes dentários. É concebível que os avanços nas técnicas de síntese modernas conduzam a um maior sucesso na produção de novos nano biomateriais fito como implantes dentários.[27]

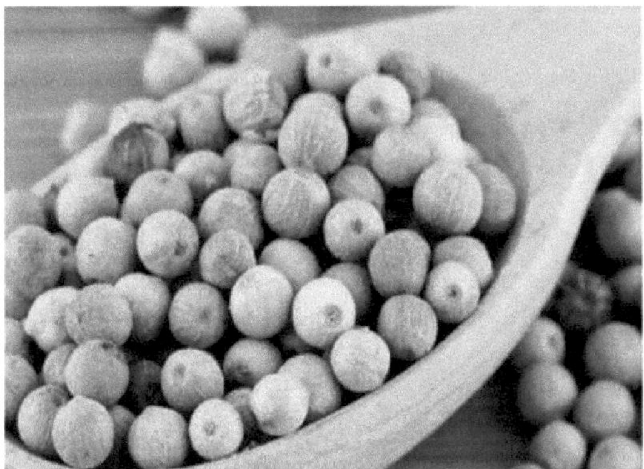

Fig: 117- Oleorresina de pimenta branca

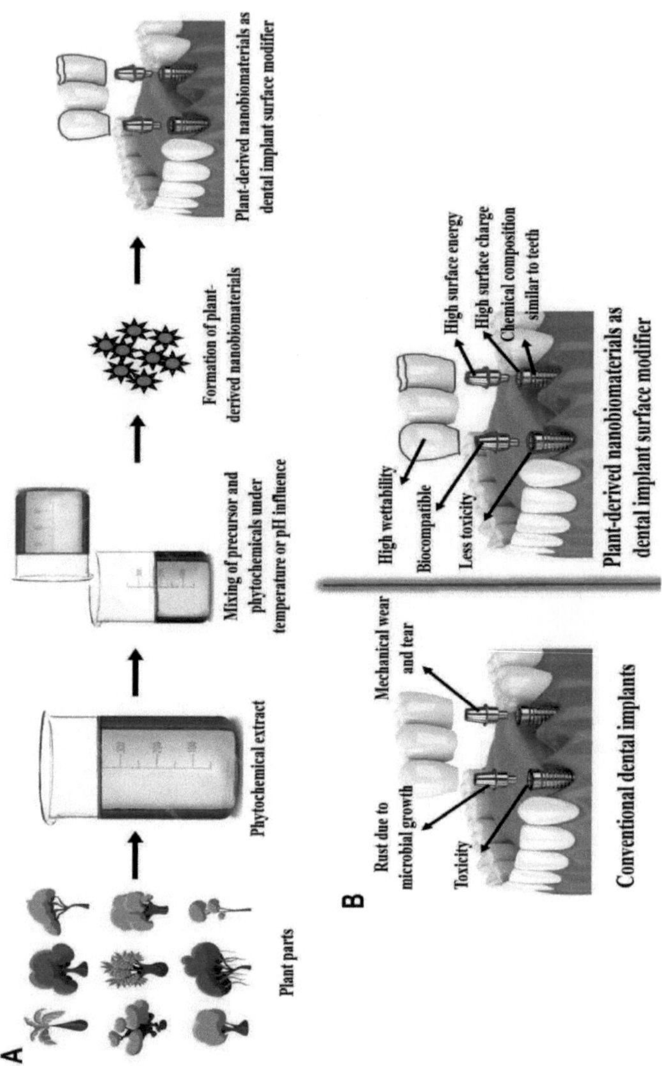

FIGURA:118 | (A) Esquemas de nanobiomateriais sintetizados a partir de plantas para aplicações em implantes dentários; (B) Esquemas que mostram as limitações dos implantes dentários convencionais e as vantagens dos nanobiomateriais derivados de plantas como modificadores de superfície de implantes dentários.[27]

CAPÍTULO 7: NORMALIZAÇÃO DA OMS PARA MEDICAMENTOS À BASE DE PLANTAS

A Organização Mundial de Saúde (OMS) recebeu um pedido urgente dos seus Estados-Membros, através dos centros nacionais de farmacovigilância que participam no Programa Internacional de Monitorização de Medicamentos da OMS e das autoridades reguladoras dos medicamentos, para ajudar os Estados-Membros a reforçar a capacidade nacional de monitorização da segurança dos medicamentos à base de plantas e de análise das causas dos acontecimentos adversos, bem como de partilha de informações sobre segurança a nível nacional, regional e mundial.

Estas diretrizes foram elaboradas como resposta imediata da OMS a este pedido e para apoiar os esforços dos Estados-Membros nesta área no contexto do Programa Internacional de Monitorização de Medicamentos da OMS, que está em funcionamento desde a década de 1970. Assim, o desenvolvimento das diretrizes foi levado a cabo como um projeto conjunto entre a Equipa de Medicina Tradicional (TRM) e a Equipa de Qualidade, Segurança: Medicamentos (QSM) no Departamento de Política de Medicamentos Essenciais e Medicamentos (EDM) na sede da OMS.[28]

De acordo com as diretrizes da OMS, um produto à base de plantas tem de ser normalizado no que diz respeito à segurança antes de ser lançado no mercado.

37. NORMALIZAÇÃO DO MEDICAMENTO À BASE DE PLANTAS

A normalização do medicamento à base de plantas começa desde a recolha do medicamento à base de plantas até à sua embalagem/utilização como medicamento.

Tabela 11- Histórico de eventos importantes na padronização de medicamentos fitoterápicos[29]

Year	Important events
1983	The first National Health Policy 1983 claims that India's is the richest source of herbs and the drugs should be standardized.
1995	A separate Department for Indian Systems of Medicine and Homeopathy (ISM&H) now known as AYUSH (Ayurveda, Yoga, Unani, Siddha, Homoeopathy) was established in March 1995 to promote indigenous systems.
1996	World Health Organization has recommended the drug control agency to regulate the quality and safety profile of herbal products.

1999	World Health Organization (WHO) had given a detail protocol for the standardization of herbal drugs comprising of a single content.
2002	Indian Drug Manufacturer's Association, Mumbai has published The Indian Herbal Pharmacopoeia.
2002	Analytical approaches like Herboprint use three-dimensional HPLC and attempt to develop tools for activity-based standardization of botanicals.
2003	Department of Indian Systems of Medicines & Homoeopathy (ISM&H) established in 1995 renamed into Department of Ayurveda, Yoga & Naturopathy, Unani, Siddha and Homoeopathy (AYUSH)
2003	WHO Guidelines on good agricultural and collection practices (GACP) for medicinal plants. Geneva, Switzerland: World Health Organization; 2003
2004	WHO guidelines on safety monitoring of herbal medicines in pharmacovigilance systems.
2004	In Canada, the Natural Health Products Regulations (NHPR) under the Food and Drugs Act 31 came into force on 01 January 2004.
2005	National Policy on Traditional Medicine and Regulation of Herbal Medicines - Report of a WHO Global Survey
2007	WHO. Guidelines for assessing quality of herbal medicines with reference to contaminants and residues. Geneva, Switzerland: World Health Organization; 2007.
2007	WHO Guidelines on good manufacturing practices (GMP) for herbal medicines. Geneva, Switzerland: World Health Organization; 2007.
2009	AYUSH department with collaboration with Quality Council of India introduced certification scheme for AYUSH drug products.
2011	An EU directive passed in 2004 erects "disproportionate" barriers against herbal remedies by requiring them to be "licensed" before they can be sold. It's called the Traditional Herbal Medicinal Products Directive (THMPD), Directive 2004/24/EC.
2011	Draft Guidance for Industry: Dietary Supplements: New Dietary Ingredient Notifications and Related Issues." The document was published in the Federal Register on Tuesday, July 5, 2011.

Os impedimentos à normalização dos medicamentos à base de plantas-

- A variabilidade na composição química do solo e as mudanças no clima influenciam a gama de fito constituintes presentes nos medicamentos à base de plantas.
- A desflorestação crescente está a levar ao aumento do número de espécies de plantas medicinais ameaçadas de extinção. Este facto leva à adição de adulterantes ou substitutos ao medicamento à base de plantas.
- A adição de adulterantes e substitutos pode alterar a segurança e a eficácia do medicamento.[30]

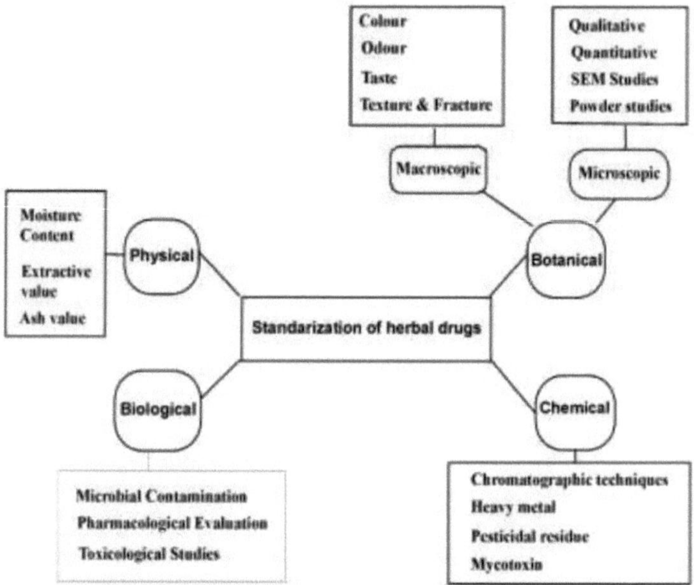

Figura:119: Uma representação esquemática da normalização de medicamentos à base de plantas.[29]

38. DIRECTRIZES PARA A NORMALIZAÇÃO DE MEDICAMENTOS À BASE DE PLANTAS

As diretrizes definidas pela OMS

a) Caracteres botânicos, avaliação sensorial, matéria orgânica estranha, avaliação microscópica, histológica, histoquímica, medições quantitativas

b) Identidade física e química, cromatografia de impressões digitais, valores de cinzas, valores de extrato, teor de humidade, testes de óleos voláteis e alcalóides, protocolos de estimativa quantitativa

c) Estimativa da atividade biológica, valores de amargor, adstringência, índice hemolítico, fator de inchamento, índice de espuma

d) Resíduos de pesticidas de toxicidade detalhada, metais pesados, contaminação microbiana como contagem total viável, agentes patogénicos como E. coli, Salmonella, P. aeroginosa, S. aureus, Enterobacteriaceae.

e) Contaminação microbiana e contaminação radioactiva.

39. MATERIAIS E MÉTODOS

PARÂMETROS BOTÂNICOS

Avaliação sensorial - Macroscopia **visual**, cor, odor, sabor, fratura são os testes comuns realizados para a identificação do medicamento em bruto.

Matérias estranhas - É necessário determinar se as matérias estranhas são orgânicas (bolores, insectos, excrementos de animais, etc.) ou inorgânicas (pedras, solo, etc.).

As matérias estranhas são consideradas como

- Material não colhido na fonte vegetal original (insectos, bolores ou outras contaminações animais)
- Partes do órgão ou órgãos de que a droga provém, para além das partes mencionadas na definição e descrição.

Métodos de determinação da matéria orgânica estranha.

Método manual

Método dos esporos de Lycopodium Microscopia-Identificação dos caracteres histológicos (em baixa e alta potência). Estudar as caraterísticas individuais em todos os aspectos (medidas qualitativas e quantitativas). Observar as caraterísticas de identificação em mais algumas lâminas para confirmar a droga bruta organizada em particular. Comparar estas caraterísticas com as caraterísticas do mesmo medicamento bruto em pó mencionado no livro de referência.

PARÂMETROS FÍSICO-QUÍMICOS-

Impressão digital cromatográfica - A separação, a identificação, a deteção de impurezas e o doseamento do medicamento à base de plantas na formulação ou no extrato são efectuados através dos seguintes métodos: - HPTLC, HPLCDromatografia densitométrica, GLC, TLC Importância - O medicamento à base de plantas apresenta variabilidade nos seus constituintes químicos de acordo com os vários locais/tempos. Para evitar qualquer identificação errónea, a impressão digital cromatográfica continua a ser a avaliação de eleição.

Valores de cinzas - Os tipos de cinzas determinados são cinzas totais, insolúveis em ácido e solúveis em água. O valor das cinzas é utilizado para determinar a qualidade e a pureza do medicamento e para estabelecer a sua identidade. As cinzas contêm radicais inorgânicos como fosfatos, carbonatos e silicatos de sódio, potássio, magnésio, cálcio, etc. Estes estão presentes em quantidades definidas num determinado medicamento em bruto, pelo que a determinação quantitativa em termos de vários valores de cinzas ajuda na sua normalização. O valor de cinzas é utilizado para determinar a matéria inorgânica estranha presente como impureza.

Valor total das cinzas - O método das cinzas totais destina-se a determinar a quantidade de material que permanece após a ignição.

As cinzas são classificadas em cinzas fisiológicas, que derivam do próprio tecido vegetal, e cinzas não fisiológicas, que são o resíduo após a ignição de matérias estranhas (por exemplo, areia e solo).

É efectuada a baixas temperaturas possivelmente porque os cloretos alcalinos, que são voláteis a baixas temperaturas, podem perder-se. A cinza total é constituída por carbonatos, fosfatos, silicatos e sílica.

Cinzas insolúveis em ácido - Por vezes, variáveis inorgânicas como o oxalato de cálcio, a sílica e o teor de carbonato do medicamento bruto afectam o "valor total de cinzas". Estas variáveis são removidas por tratamento com ácido (uma vez que são solúveis em ácido clorídrico) e o valor de cinzas insolúveis em ácido é determinado.

Também são avaliadas as cinzas insolúveis em ácido, as cinzas solúveis em água e as cinzas sulfatadas. Valores de extração - São úteis para a avaliação de um medicamento em bruto. Dá uma ideia sobre a natureza dos constituintes químicos presentes num medicamento em bruto. Útil para estimar os constituintes extraídos com o solvente utilizado na extração. Utilizado para materiais para os quais ainda não existe um ensaio químico ou biológico adequado.

PARÂMETROS FARMACOLÓGICOS

Valor de amargor - As plantas medicinais com um forte sabor amargo são utilizadas terapeuticamente como agentes apetitosos. O amargor é determinado comparando o limiar de concentração de amargor de um material de extrato com o do cloridrato de quinino. O valor do amargor é expresso em unidades equivalentes ao amargor de uma solução que contém 1 g de cloridrato de quinino em 2000 ml.

PARÂMETROS TOXICOLÓGICOS

Arsénio e metais pesados - A contaminação de materiais vegetais medicinais com arsénio e metais pesados pode ser atribuída a muitas causas, incluindo a poluição ambiental e vestígios de pesticidas. Existem diferentes métodos para identificar a quantidade e a concentração de metais pesados nos medicamentos à base de plantas. O teste limite para o arsénio e o teste limite para o cádmio e o chumbo são alguns deles. Os teores de chumbo e cádmio podem ser determinados por voltametria inversa ou por espetrofotometria de emissão atómica. [30]

40. AVANÇOS NA NORMALIZAÇÃO

Tecnologia de medicamentos à base de plantas

A tecnologia de medicamentos à base de plantas envolve a conversão de materiais botânicos em medicamentos, em que se utiliza a normalização e o controlo de qualidade com a integração adequada de técnicas científicas modernas e conhecimentos tradicionais, e foram comunicadas várias tecnologias de administração de medicamentos utilizadas para medicamentos à base de plantas.

Técnica de recolha de impressões digitais de ADN

A análise do ADN provou ser um instrumento importante na normalização de medicamentos à base de plantas. Esta técnica é útil para a identificação de medicamentos genuínos fitoquimicamente indistinguíveis de medicamentos substituídos ou adulterados. Foi referido que o genoma da impressão digital do ADN permanece o mesmo, independentemente da parte da planta utilizada, enquanto o conteúdo fitoquímico varia consoante a parte da planta utilizada, a fisiologia e o ambiente.

ISSR (Repetição de Sequência Inter-Simples)

O ISSR, uma aplicação baseada na PCR, é uma técnica popular única e pouco dispendiosa de impressão digital do ADN que inclui a caraterização da impressão digital genética, a marcação de genes, a deteção da variação clonal, a análise filogenética, a deteção da instabilidade genómica e a avaliação da hibridação. A Cannabis sativa e a Arabidopsis thaliana L. Heyne foram diferenciadas das suas espécies adulteradas através da utilização de marcadores ISSR.

Normalização de nanomedicamentos à base de plantas

A nanotecnologia das plantas ajuda a incorporar os fitoconstituintes activos para obter o efeito terapêutico desejado. Foi relatado o aumento da solubilidade, da estabilidade, da biodisponibilidade e da atividade farmacológica de muitos extractos de plantas populares, incluindo cardo mariano, Ginkgo biloba, sementes de uva, chá verde, espinheiro e ginseng, utilizando formas de dosagem nanométricas, como nanopartículas poliméricas, nanoesferas e nanocápsulas, lipossomas, pró-lipossomas, nanopartículas lipídicas sólidas e nanoemulsão. Outras vantagens da nanomedicina à base de plantas incluem a proteção contra a toxicidade, a melhoria da distribuição dos macrófagos nos tecidos, a administração sustentada e a proteção contra a degradação física e química.

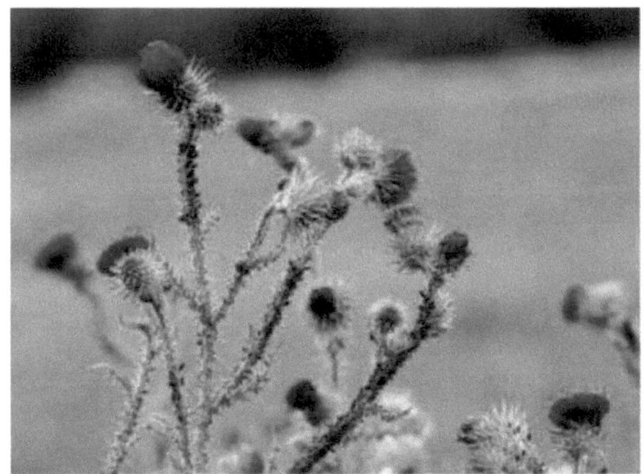
Figura:120- Cardo mariano

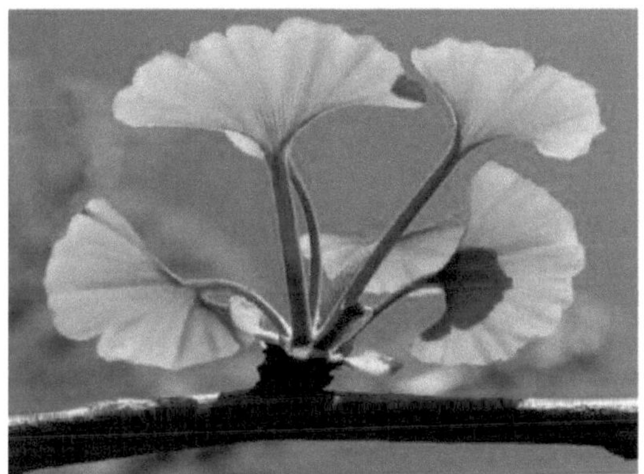
Figura:121- Ginkgo biloba

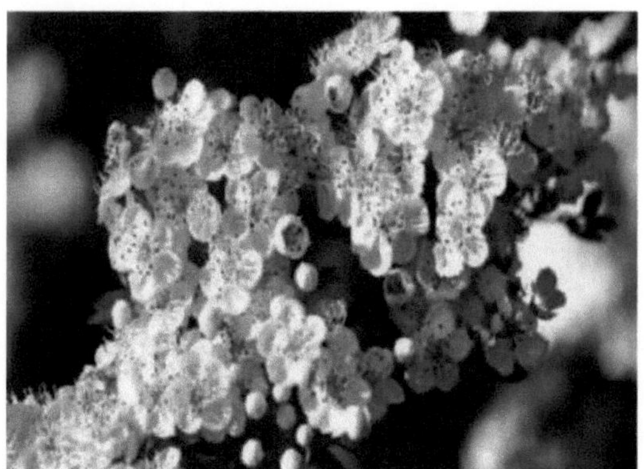

Figura:122- Espinheiro-alvar

41. REGULAMENTAÇÃO DOS MEDICAMENTOS À BASE DE PLANTAS

A OMS desenvolveu diretrizes para apoiar os Estados membros nos seus esforços para formular políticas nacionais sobre a medicina tradicional e para estudar a sua utilidade potencial, incluindo a avaliação, a segurança e a eficácia. Na Índia, a medicina tradicional é regida pela Lei das Drogas e Cosméticos de 1940 e as disposições da lei são aplicadas pelos governos estaduais. A primeira Política Nacional de Saúde da Índia, de 1983, afirma que a Índia é a fonte mais rica de ervas e que os medicamentos devem ser normalizados. O departamento de AYUSH, Governo da Índia, lançou um esquema central para desenvolver procedimentos operacionais normalizados para o processo de fabrico, a fim de desenvolver normas farmacopeicas para as preparações ayurvédicas. O regulamento relativo aos medicamentos à base de plantas na Europa e nos Estados Unidos é mais rigoroso do que na Índia.

42. FARMACOVIGILÂNCIA DOS MEDICAMENTOS À BASE DE PLANTAS

Por farmacovigilância entende-se a ciência e as actividades relacionadas com a deteção, a avaliação, a compreensão e a prevenção dos efeitos adversos ou de quaisquer outros possíveis problemas relacionados com os medicamentos, que não se limitam apenas aos medicamentos químicos, mas que se estendem aos medicamentos à base de plantas, tradicionais e complementares, aos medicamentos biológicos, às vacinas, aos produtos sanguíneos e aos dispositivos médicos. Reconhece-se cada vez mais a necessidade de desenvolver sistemas de controlo da segurança dos medicamentos à base de plantas. Os produtos à base de plantas de ginseng são muito procurados, uma vez que são considerados um medicamento à base de plantas seguro para a saúde humana, apesar de existirem poucos relatórios sobre reacções adversas a medicamentos. Mas isto não se aplica a todos os produtos à base de plantas. Por conseguinte, a farmacovigilância é essencial para os medicamentos à base de plantas antes de serem considerados seguros para a saúde humana.

A OMS estabeleceu diretrizes específicas para a avaliação da segurança, eficácia e qualidade dos medicamentos à base de plantas como condição prévia para a harmonização global. As Agências Reguladoras de Medicamentos e Produtos de Saúde do Reino Unido lançaram um esquema de "cartão amarelo" para monitorizar a segurança dos medicamentos à base de plantas. As ervas medicinais, enquanto fonte potencial de auxiliares terapêuticos, desempenharam um papel significativo no sistema de cuidados de saúde em todo o mundo para os seres humanos, não só no estado de doença, mas também como material potencial para manter uma saúde adequada.

O departamento canadiano de cuidados de saúde analisou vários medicamentos ayurvédicos não aprovados que continham níveis elevados de chumbo, mercúrio e arsénico em várias formulações indianas [cápsulas de Karela (Himalaya Drug, Índia), Maha Sudarshan Churna (Zandu Pharmaceuticals, Índia), Safi líquido (Hamdard, Índia e Paquistão), cápsulas de Shilajit (Dabur, Índia)] e verificou-se que alguns produtos à base de plantas continham 0.1 a 0,3 mg de betametasona, que produziu efeitos secundários semelhantes aos dos corticosteróides. As agências de controlo da segurança dos medicamentos receberam relatórios sobre tempos de protrombina prolongados, aumento do tempo de coagulação, hematomas subcutâneos e hemorragia intracraniana associados à utilização de Ginkgo biloba.

A normalização dos medicamentos à base de plantas inclui todas as informações e controlos para garantir essencialmente uma composição coerente de todas as plantas, incluindo as operações analíticas de identificação, marcação e doseamento dos princípios activos. Não existe um modelo de controlo legal das plantas medicinais. Os diferentes países definem as plantas medicinais ou os produtos delas derivados de formas diferentes e adoptaram abordagens diferentes em matéria de licenciamento, distribuição, fabrico e comercialização para garantir a sua segurança, qualidade e eficácia. A impressão digital de medicamentos à base de plantas é utilizada para o controlo da autenticidade e da qualidade de medicamentos e preparações à base de plantas. As impressões digitais químicas obtidas por técnicas cromatográficas, espectroscópicas, de análise termogravimétrica, de eletroforese capilar e de polarografia tornaram-se os instrumentos mais potentes para o controlo da qualidade dos medicamentos tradicionais à base de plantas. Além disso, todos os fabricantes de produtos à base de plantas devem seguir as orientações da OMS para o controlo da qualidade. Além disso, a combinação da impressão digital qualitativa e da análise quantitativa multicomponente é um método novo e racional para abordar as questões fundamentais do controlo de qualidade dos medicamentos à base de plantas. O avanço das técnicas analíticas servirá como uma ferramenta rápida e específica na investigação de plantas medicinais, permitindo assim que os fabricantes estabeleçam normas e especificações de qualidade de modo a obter a aprovação de comercialização das autoridades reguladoras para a eficácia terapêutica, a segurança e o prazo de validade dos medicamentos à base de plantas. As aplicações de técnicas hifenizadas avançadas orientadas para a alta tecnologia servirão como um instrumento rápido e inequívoco na investigação de plantas medicinais, beneficiando assim toda a indústria farmacêutica.[29]

43. VIGILÂNCIA PÓS-COMERCIALIZAÇÃO

Os sistemas de notificação de reacções adversas dos Estados-Membros também monitorizam os medicamentos à base de plantas, se estes forem medicamentos autorizados. Este sistema demonstrou a sua eficácia no caso de várias revogações de autorizações de introdução no mercado de medicamentos à base de plantas devido a preocupações de segurança relacionadas com determinadas plantas. Os relatórios dos consumidores poderiam fornecer uma imagem do espetro de reacções adversas aos medicamentos à base de plantas e alertar as autoridades para potenciais problemas; o grau de aceitação de tais relatórios varia entre os Estados-Membros.[31]

CAPÍTULO 8: DIRECTRIZES DA FOOD AND DRUG ADMINISTRATION PARA MEDICAMENTOS À BASE DE PLANTAS

44. INTRODUÇÃO

À medida que a prática da medicina complementar e alternativa tem vindo a aumentar nos Estados Unidos, a Food and Drug Administration ("FDA") tem-se deparado com uma confusão crescente quanto à questão de saber se determinados produtos utilizados na CAM estão sujeitos a regulamentação ao abrigo da Federal Food, Drug, and Cosmetic Act ("the Act") ou da Public Health Service Act ("PHS Act").

As orientações devem ser seguidas quando um produto CAM está sujeito à Lei ou à Lei PHS. Este guia apresenta dois pontos fundamentais: Em primeiro lugar, dependendo da terapia ou prática de CAM, um produto utilizado numa terapia ou prática de CAM pode estar sujeito a regulamentação como produto biológico, cosmético, medicamento, dispositivo ou alimento (incluindo aditivos alimentares e suplementos dietéticos) ao abrigo da Lei ou da Lei PHS.

Por exemplo, a Lei PHS define "produto biológico", e a lei define (entre outras coisas):

- Cosmética
- Dispositivo
- Suplemento alimentar
- Medicamento, bem como "novo fármaco" e "novo fármaco animal;"
- Alimentação
- Aditivo alimentar.

Estas definições legais abrangem alguns produtos CAM. Em segundo lugar, nem a Lei nem a Lei PHS isentam os produtos CAM da regulamentação. Isto significa que, por exemplo, se uma pessoa decidir produzir e vender sumo de vegetais crus para utilização numa terapia de sumos para promover uma saúde óptima, esse produto é um alimento sujeito aos requisitos para alimentos da lei e dos regulamentos da FDA, incluindo os requisitos do sistema de análise de perigos e pontos de controlo críticos (HACCP) para sumos no CFR, parte 120. Se a terapia de sumos se destinar a ser utilizada como parte de um regime de tratamento de doenças e não para o bem-estar geral, o sumo de vegetais também estaria sujeito a regulamentação como medicamento ao abrigo da Lei.

45. DIRECTRIZES DA FDA PARA MEDICAMENTOS À BASE DE PLANTAS

Que autoridade da FDA se pode aplicar aos produtos CAM?

Que definições legais podem ser aplicadas?

Para compreender como a Lei ou a Lei PHS se podem aplicar aos produtos CAM, começamos por compreender as definições estatutárias da Lei ou, no caso da Lei PHS, a nossa autoridade relativamente aos produtos biológicos.

1. "Droga" e "Nova Droga"

A secção 201(g)(1) da lei (21 U.S.C. 321(g)(1)) define o termo "droga", em parte relevante, como:

(A) artigos reconhecidos na Farmacopeia oficial dos Estados Unidos, na Farmacopeia Homeopática oficial dos Estados Unidos ou no Formulário Nacional oficial, ou em qualquer suplemento a qualquer um deles; e

(B) artigos destinados a serem utilizados no diagnóstico, cura, atenuação, tratamento ou prevenção de doenças no homem ou noutros animais; e

(C) artigos (que não sejam alimentos) destinados a afetar a estrutura ou qualquer função do corpo humano ou de outros animais; e

(D) artigos destinados a serem utilizados como componentes de quaisquer artigos especificados nas cláusulas (A), (B) ou (C).

A Secção 201(p) da Lei (21 U.S.C. 321(p)) define o termo "novo medicamento" como:

(1) Qualquer medicamento (exceto um novo medicamento para uso animal ou um alimento para animais que contenha ou contenha um novo medicamento para uso animal) cuja composição seja tal que o medicamento não seja geralmente reconhecido, por peritos qualificados pela sua formação e experiência científicas para avaliar a segurança e eficácia

dos medicamentos, como seguro e eficaz para utilização nas condições prescritas, recomendadas ou sugeridas na respectiva rotulagem, recomendado ou sugerido na respectiva rotulagem, com a ressalva de que um medicamento que não seja reconhecido como tal não será considerado um "novo medicamento" se, em qualquer momento anterior à promulgação da presente lei, tiver estado sujeito à Lei sobre Alimentos e Medicamentos de 30 de junho de 1906, com as alterações que lhe foram introduzidas, e se, nessa altura, a sua rotulagem contivesse as mesmas declarações relativas às condições de utilização; ou (2) Qualquer medicamento (exceto um novo medicamento para animais ou um alimento para animais que contenha ou contenha um novo medicamento para animais) cuja composição seja tal que, em resultado de investigações destinadas a determinar a sua segurança e eficácia para utilização nessas condições, tenha sido reconhecido como tal, mas que não tenha sido utilizado, a não ser no âmbito dessas investigações, em grande medida ou durante um período de tempo significativo nessas condições.

2. "Dispositivo"

Em geral, a secção 201(h) da lei (21 U.S.C. 321(h)) define o termo "dispositivo" como: um instrumento, aparelho, implemento, máquina, dispositivo, implante, reagente in vitro ou outro artigo semelhante ou relacionado, incluindo qualquer componente, parte ou acessório que seja (1) reconhecido no Formulário Nacional oficial, ou na Farmacopeia dos Estados Unidos, ou em qualquer suplemento aos mesmos, (2) destinado a ser utilizado no diagnóstico de doenças ou outras condições, ou na cura, mitigação, tratamento ou prevenção de doenças no homem ou noutros animais, ou (3) destinado a afetar a estrutura ou qualquer função do corpo do homem ou de outros animais, e que não atinge os seus objectivos primários através de uma ação química no corpo do homem ou de outros animais, e que não depende de ser metabolizado para atingir os seus objectivos primários.

"Alimentos"

A Secção 201(f) da Lei (21 U.S.C. 321(f)) define o termo "alimento" como "artigos utilizados para alimentação ou bebida para o homem ou outros animais", pastilhas elásticas e artigos utilizados para componentes de qualquer um desses artigos.

"Aditivo alimentar"

A Secção 201(s) da Lei (21 U.S.C. 321(s)) define o termo "aditivo alimentar" como, em parte, "qualquer substância cuja utilização pretendida resulte ou possa razoavelmente esperar-se que resulte, direta ou indiretamente, em tornar-se um componente ou afetar as caraterísticas de qualquer alimento....se essa substância não for geralmente reconhecida, entre os peritos qualificados pela formação e experiência científicas para avaliar a sua segurança, como tendo sido adequadamente demonstrada através de procedimentos científicos (ou, no caso de uma substância utilizada em alimentos antes de 1 de janeiro de 1958, através de procedimentos científicos ou da experiência baseada na utilização comum em alimentos) como sendo segura nas condições da sua utilização prevista...

"Suplemento dietético"

A secção 201(ff) da lei (21 U.S.C. 321(ff)) define o termo "suplemento dietético" da seguinte forma: O termo "suplemento dietético".

(1) Produto (com exceção do tabaco) destinado a complementar o regime alimentar, que contém um ou mais dos seguintes ingredientes alimentares (A) uma vitamina; (B) um mineral; (C) uma erva ou outro produto botânico; (D) um aminoácido; (E) uma substância dietética destinada a ser utilizada pelo homem como suplemento alimentar, aumentando a ingestão total da dieta; ou (F) um concentrado, metabolito, componente, extrato ou combinação de qualquer ingrediente descrito nas alíneas (A), (B), (C), (D) ou (E);

(2) significa um produto que (A) (i) se destina a ser ingerido numa forma descrita na secção 411 (c)(1)(B)(i); ou (ii) cumpre o disposto na secção 411(c)(1)(B)(ii); (B) não é apresentado para utilização como alimento convencional ou como único elemento de uma refeição ou dieta; (C) é rotulado como suplemento dietético; e (3) inclui: (A) um artigo aprovado como novo medicamento ao abrigo da secção 505 ou licenciado como produto biológico ao abrigo da secção 351 da Lei dos Serviços de Saúde Pública (42 U. S. C.S.C. 262) e que, antes dessa aprovação, certificação ou licença, tenha sido comercializado como suplemento dietético ou como alimento, a menos que o Secretário tenha emitido um regulamento, após aviso e comentário, que conclua que o artigo, quando utilizado como ou num suplemento dietético nas condições de utilização e dosagens estabelecidas na rotulagem desse suplemento dietético, é ilegal ao abrigo da secção 402(f); (i) um artigo

aprovado como novo medicamento ao abrigo da secção 505, certificado como antibiótico ao abrigo da secção 507, ou licenciado como biológico ao abrigo da secção 351 do Public Health Service Act (42 U.S.C. 262), ou (ii) um artigo autorizado para investigação como novo medicamento, antibiótico ou biológico para o qual tenham sido iniciadas investigações clínicas substanciais e cuja existência dessas investigações tenha sido tornada pública, que não tenha sido, antes dessa aprovação, certificação, licenciamento ou autorização, comercializado como suplemento dietético ou como alimento, a menos que o Secretário, segundo o seu critério, tenha emitido um regulamento, sob aviso e comentário, que considere que o artigo seria legal ao abrigo desta Lei. Exceto para efeitos da secção 201(g) [da Lei], um suplemento dietético deve ser considerado um alimento na aceção desta Lei.

A Secção 201 (i) da Lei define o termo "cosmético" como "(1) artigos destinados a serem esfregados, vertidos, aspergidos ou pulverizados, introduzidos ou aplicados de outra forma no corpo humano ou em qualquer parte do mesmo para limpeza, embelezamento, promoção da atratividade ou alteração da aparência, e (2) artigos destinados a serem utilizados como componentes de tais artigos; exceto que este termo não inclui sabão". É possível que certos produtos utilizados em conjunto com as práticas de CAM possam ser "cosméticos" ao abrigo da Lei. Por exemplo, se uma prática de MAC envolver uma massagem com um hidratante, o hidratante pode ser um "cosmético" na medida em que é "esfregado, derramado, polvilhado ou pulverizado" no corpo para fins de embelezamento ou alteração da aparência. No entanto, se o uso pretendido do hidratante for também para o diagnóstico, cura, atenuação, tratamento ou prevenção de doenças, ou para afetar a estrutura ou qualquer função do corpo, então também pode estar sujeito a regulamentação como um medicamento. Outros exemplos de combinações de medicamentos/cosméticos são os desodorizantes que também são antitranspirantes, os hidratantes e a maquilhagem comercializados com alegações de proteção solar e os champôs que também tratam a caspa. A lei não exige a aprovação prévia à comercialização dos cosméticos, mas proíbe a comercialização de cosméticos adulterados ou com marca errada no comércio interestadual. Qualquer pessoa que pretenda comercializar produtos CAM que possam estar sujeitos a regulamentação como cosméticos deve familiarizar-se com os requisitos de segurança e rotulagem para estes produtos previstos na lei e nos nossos regulamentos.

"Produto biológico"

A secção 351(a)(1) da Lei PHS (42 U.S.C. 262(a)(1)) afirma, em parte, que nenhuma pessoa "deve introduzir ou entregar para introdução no comércio interestadual qualquer produto biológico", a menos que esse produto tenha uma licença efectiva e a sua embalagem esteja claramente marcada com o nome próprio do produto, o nome, endereço e número de licença aplicável do fabricante do produto biológico e a data de validade do produto. A secção 351(a)(2) da Lei PHS dá-nos autoridade para estabelecer requisitos para a aprovação, suspensão e revogação de licenças de produtos biológicos. A secção 351 (i) da Lei PHS define "produto biológico" como "um vírus, soro terapêutico, toxina, antitoxina, vacina, sangue, componente ou derivado do sangue, produto alergénico ou produto análogo, ou arsfenamina ou derivado da arsfenamina (ou qualquer outro composto orgânico trivalente de arsénio), aplicável à prevenção, tratamento ou cura de uma doença ou condição em seres humanos". O termo "vírus" abrange um amplo espetro de microrganismos que causam uma doença infecciosa e inclui, mas não se limita a, vírus filtráveis, bactérias, rickettsias, fungos e protozoários. É concebível que algumas "práticas de base biológica" (tal como definidas pelo NCCAM) possam envolver a utilização de "produtos biológicos", tal como definidos na secção 351(i) da Lei PHS. Por exemplo, as bactérias utilizadas num produto probiótico poderiam fazer do produto um "produto biológico" sujeito à Lei PHS.[32]

1-Identification and Prioritizing the R&D needs
2- Literature Survey
3- Hypothetical Rationale Formulation
4- Drug development Initiation (Quality Control, Quality Assurance)
5- Biological activity, Stability studies, pre-clinical studies (With Standard Protocols)
6- Integrated Protocols for Clinical trials development (GCP & traditional methods)
7-Clinical Trials of new drug (With Standard Procedure and approval of Regulatory Authorities)

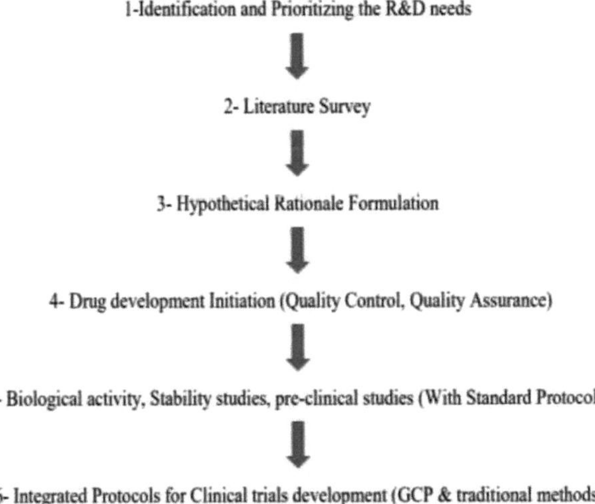

Figura 123-Componentes do processo de desenvolvimento de medicamentos.[3]

46. REGULAMENTAÇÃO ACTUAL DOS MEDICAMENTOS À BASE DE PLANTAS NA ÍNDIA

A Lei do Conselho Central de Medicina Indiana, os Conselhos de Investigação, o Departamento de AYUSH e a Lei D&C de 1940 (alteração) regulamentam a medicina herbácea na Índia. O Departamento de AYUSH, o Conselho Indiano de Investigação Médica e o Conselho de Investigação Científica e Industrial trabalham em conjunto para alcançar o objetivo de produtos AYUSH seguros e eficazes para as doenças reconhecidas e para fabricar novos medicamentos na ÍNDIA.

Os medicamentos à base de plantas são abrangidos pela lei sobre medicamentos e cosméticos de 1940 e pelas regras de 1945 (D & C ACT). De acordo com a regra, os medicamentos Ayurvédicos, Unani ou Siddha incluem todos os medicamentos utilizados para fins internos e externos ou no diagnóstico de doenças, tratamento de doenças, atenuação ou cura de doenças ou perturbações em seres humanos ou animais e fabricados completamente de acordo com as fórmulas descritas nos livros válidos de Siddha, o sistema de medicina Ayurvédica e Unani, indicado no primeiro anexo.

A Lei D&C estende o controlo sobre o licenciamento, a composição da formulação, o fabrico, a rotulagem, a embalagem, a qualidade e a exportação. A lista "T" da lei fornece-nos requisitos de Boas Práticas de Fabrico (BPF) que são aplicados ao fabrico de medicamentos à base de plantas.

Tabela: 12 Calendários para produtos à base de plantas na CDSCO.[33]

Part of Act / Rule	Chapter / Part	Nature of Activity
Drugs & Cosmetics Act 1940	Chapter IV-A (section 33-B to 33-N)	Provides provisions related to *Ayurveda, Siddha* and *Unani* Drugs
Drugs & Cosmetics Act 1940 - Schedules	The First Schedule	List of scheduled books
	The Second Schedule	Standards to be complied with by imported drugs and by drugs manufactured for Sale, Stocked or Exhibited for Sale or Distributed
Drugs & Cosmetics Rules 1945	Part XVI (Rule 151-160)	Manufacture for sale of *Ayurvedic* (including *Siddha*) or *Unani* Drugs
	Part XVI-A (Rule 160 A - 160 J)	Approval of institutions for carrying out tests on ASU Drugs and Raw material used in their manufacture
	Part XVII (Rule 161)	Labeling, Packing and Limit of Alcohol in ASU Drugs
	Part XVII (Rule 161-B)	Shelf life and date of expiry for ASU Medicines
	Part XVIII (Rule 162-167)	Government analysts and Inspectors for ASU Drugs
	Part XIX (Rule 168-170)	Standards of ASU Drugs
Drugs & Cosmetics Rules 1945 - Schedules	Schedule A	Different types of forms, particularly 24D, 24E, 25D, 25E, 26D, 26E, 26E-1, 47, 48, 49
	Schedule B-1	Fees for the test or analysis by Pharmacopeial Laboratory for Indian Medicine or the Govt. Analyst
	Schedule E-1	List of poisonous substances under ASU Systems of Medicine
	Schedule FF	Standards for Opthalmic Preparations
	Schedule T	Good Manufacturing Practices for ASU Medicines
	Schedule Y	Requirements and Guidelines for permission to import and / or manufacture of new drug for sale and to undertake clinical trials
	(Proposed) Schedule Z	Requirements and Guidelines for permission to manufacture of ASU Drugs for sale or for clinical trials.

47. MINISTÉRIO DO AYUSH

O Ministério da AYUSH foi criado em 9 de novembro de 2014 para garantir o excelente desenvolvimento e a propagação dos sistemas de cuidados de saúde da AYUSH. Anteriormente, era conhecido como Departamento do Sistema Indiano de Medicina e Homeopatia (ISM&H), que foi criado em março de 1995 e rebaptizado como Departamento de Naturopatia e Ioga, Ayurveda, Siddha, Unani e Homeopatia (AYUSH) em novembro de 2003, que se centrava no desenvolvimento da educação e da investigação em Naturopatia e Ioga, Ayurveda, Siddha, Unani e Homeopatia. Objetivo do AYUSH O principal objetivo é melhorar os padrões educativos das universidades e colégios do sistema indiano de medicina e homeopatia no país. Desenvolver as instituições de investigação existentes e assegurar um programa de investigação único sobre doenças identificáveis, para que estes sistemas tenham um tratamento eficaz. Elaborar um plano de promoção, cultivo e regeneração de plantas medicinais utilizadas em todos os sistemas acima referidos. Desenvolver normas farmacopeicas para o sistema indiano de medicamentos e para os medicamentos da homeopatia.

O objetivo do AYUSH é controlar a qualidade dos medicamentos, estabelecendo normas farmacopeicas, supervisionando o funcionamento do Laboratório Farmacopeico de Medicamentos Indianos, pelo Conselho de Qualidade da Índia, e observar o processo da Indian Medicine Pharmaceutical Company Limited. O AYUSH controla igualmente a aplicação de boas práticas de fabrico, a criação de instalações comuns de acordo com a abordagem de clusters e executa o regime de controlo da qualidade dos medicamentos com a divulgação de formulações medicinais à base de plantas, conhecimentos e manuscritos, documentação e promoção das tradições regionais em matéria de saúde. O departamento AYUSH, juntamente com o Conselho de Qualidade da Índia, estabeleceu um regime de certificação para os medicamentos AYUSH. As pessoas estavam sempre preocupadas com as normas dos produtos AYUSH no que respeita à sua qualidade, segurança e eficácia. Para satisfazer estas preocupações, foi iniciado um novo regime de certificação voluntária dos produtos AYUSH com o Conselho de Qualidade da Índia.

Certificação AYUSH

A certificação AYUSH é efectuada em dois níveis:

a) Marca normalizada AYUSH - baseada na conformidade com os requisitos regulamentares nacionais

b) Marca de prémio AYUSH - com base nas seguintes opções: -

Opção A: Conformidade com os requisitos das BPF com base nas diretrizes da OMS e nos níveis de contaminantes indicados nos critérios de certificação.

Opção B: Conformidade com os requisitos regulamentares do país importador, desde que sejam mais rigorosos do que os da opção A supra.

48. ENSAIOS CLÍNICOS DE MEDICAMENTOS À BASE DE PLANTAS

Após os estudos de medicamentos em animais, os medicamentos à base de plantas são estudados e testados em seres humanos, tal como indicado nas diretrizes de Boas Práticas Clínicas. Os remédios à base de plantas e as plantas medicinais devem ser testados clinicamente para serem utilizados no sistema alopático e, posteriormente, nos hospitais alopáticos, sendo necessário seguir os procedimentos estabelecidos pelo gabinete do DCGI para os medicamentos alopáticos. Isto não diz respeito às diretrizes emitidas para ensaios clínicos de medicamentos Ayurveda, Unani ou Siddha por peritos desses sistemas de medicina, que podem ser utilizados posteriormente nos seus próprios hospitais.

Fases do ensaio clínico

Estudos de fase I: O ensaio de fase 1 para medicamentos à base de plantas não é muito necessário porque estes medicamentos transmitem uma confiança razoável de que podem ser administrados com segurança a poucos indivíduos clínicos cuidadosamente monitorizados em ensaios de fase II. O estudo de fase I demora normalmente vários meses.

Estudos de fase II: Nesta fase, estuda-se a avaliação da gama de dosagem em indivíduos com doença (100-300). Esta fase tem como objetivo o cálculo de intervalos ou regimes de dose adequados e explica as relações dose-resposta, a fim de fornecer uma base específica para a conceção de grandes ensaios terapêuticos. A verificação da tolerância nesta fase é importante. A revisão da literatura e as disposições do protocolo a efetuar devem centrar-se na revisão completa dos parâmetros de segurança clínica. O ensaio de fase II dura muito tempo - de vários meses a um ano - e envolve até várias centenas de doentes.

Estudos de fase III: Nesta fase, o ensaio é efectuado após o estabelecimento de dados de fase 2 com dose variável e envolve ensaios alargados de segurança e eficácia. Esta fase envolve entre 1000 e 3000 voluntários com a doença específica que se encontram em clínicas ou hospitais. Os doentes são monitorizados de perto para decidir os efeitos dos medicamentos à base de plantas e determinar se existem efeitos adversos. Esta fase do ensaio confirma que o medicamento é seguro e eficaz. Esta fase pode demorar cerca de três anos. Muitos estudos das fases 2 e 3 são aleatórios, os doentes são divididos em dois grupos que comparam diferentes tratamentos. Um grupo recebe o medicamento experimental que está a ser testado e o segundo recebe um placebo. Além disso, estes estudos de fase são normalmente "cegos" - os doentes e os investigadores não sabem que doente está a receber o medicamento experimental ou o novo medicamento.

49. DIRECTRIZES DE BOAS PRÁTICAS CLÍNICAS PARA MEDICAMENTOS E PRODUTOS À BASE DE PLANTAS NA REALIZAÇÃO DE ENSAIOS CLÍNICOS NA ÍNDIA

- As plantas e os medicamentos à base de plantas que estão a ser utilizados atualmente devem ser divulgados na literatura de um Sistema Tradicional de Medicamentos bem reconhecido e são processados da mesma forma que a indicada na literatura para as Boas Práticas de Fabrico, para que o processo seja feito de acordo com a norma.

- Não é importante incluir os estudos de ensaios clínicos de fase 1. No entanto, é necessário que as substâncias a testar estejam presentes no Sistema Indiano de Medicamentos e sejam descritas nos seus textos, sendo necessário examinar se a toxicidade em animais foi reduzida ou não.

- O estudo de toxicidade não é muito importante para a fase 2 clínica até que haja um relatório presente que sugira toxicidade.

- É muito importante efetuar um estudo de toxicidade durante 4 a 6 semanas nas duas espécies de animais em todas estas circunstâncias.

- Os ensaios clínicos de medicamentos à base de plantas só devem ser realizados após a normalização dos mesmos e para garantir que os marcadores identificados para os medicamentos que estão a ser avaliados são sempre os mesmos.

- O consentimento informado, os sujeitos, os incentivos à participação, a informação a prestar ao sujeito, a retirada do estudo e da investigação, incluindo crianças ou pessoas com autonomia reduzida, aplicam-se também aos ensaios clínicos com drogas vegetais.

- Estes ensaios devem ser aprovados por comités científicos e éticos adequados dos institutos em causa. No entanto, é muito necessário que o ensaio clínico de fármacos vegetais seja efectuado por um médico ayurvédico, siddha ou unani que seja co-investigador nesse ensaio.

- Não seria eticamente aceitável ou justificável que qualquer médico alopata efectuasse ensaios clínicos com a planta sem ter conhecimento ou formação em todos estes sistemas de medicina. Por isso, deve estar presente um especialista destes sistemas e a avaliação clínica deve ser efectuada em conjunto.[33]

CAPÍTULO 9: CONCLUSÃO

A utilização de medicamentos à base de plantas continua a expandir-se rapidamente em todo o mundo. Atualmente, muitas pessoas tomam medicamentos à base de plantas ou produtos à base de plantas para os seus cuidados de saúde em diferentes contextos nacionais de cuidados de saúde. Os extractos de plantas têm sido utilizados em medicina dentária para reduzir a inflamação, como agentes antimicrobianos da placa bacteriana, para impedir a libertação de histamina e como anti-sépticos, antioxidantes, antimicrobianos, antifúngicos, antibacterianos, antivirais e analgésicos.[1]

50. TOXICIDADE

Pensa-se que os medicamentos à base de plantas são benignos e não causam toxicidade grave. Este facto, associado a custos mais baixos em comparação com os dos medicamentos convencionais, constitui o principal atrativo destes tratamentos. Apesar da crença geral, a utilização de medicamentos à base de plantas pode causar toxicidade grave e mesmo a morte. Existem várias causas potenciais de toxicidade que resultam destes medicamentos.[1] A toxicidade refere-se à capacidade relativa de uma substância para causar efeitos adversos nos organismos vivos. Os produtos à base de plantas têm o potencial de causar hemorragias inesperadas em doentes submetidos a cirurgia. Podem também causar distúrbios gastrointestinais, reacções alérgicas, fadiga, tonturas, confusão, boca seca e fotossensibilidade. As plantas medicinais contêm compostos bioactivos que apresentam variações intra e interespécies quanto ao tipo e conteúdo. Várias plantas utilizadas na medicina convencional ou utilizadas como alimento têm ilustrado alguns efeitos nocivos (mutagénicos e carcinogénicos). No entanto, algumas das plantas letais são úteis para os seres humanos como medicamentos e também como pesticidas, por exemplo, a Datura (alcalóides de tropano), a Digitalis (glicosídeos cardíacos) e o piretro (insecticidas de piretrina). Do mesmo modo, a Momordica charantia, uma planta antidiabética e antimalárica bem conhecida, que é utilizada no Gana como abortivo, causou aparentemente hipoglicemia potencialmente fatal em crianças.[5]

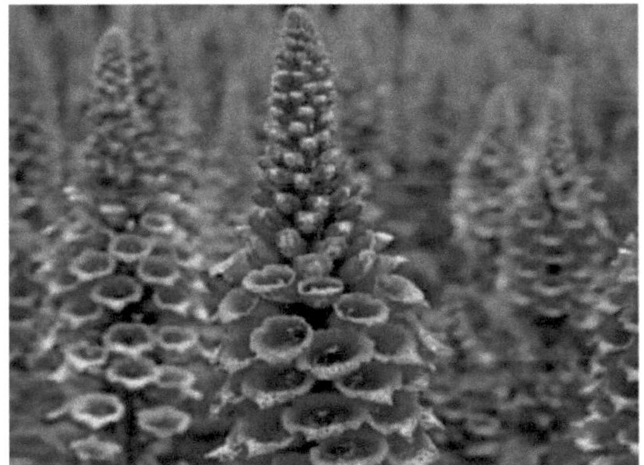

Figura: 124-Digitalis

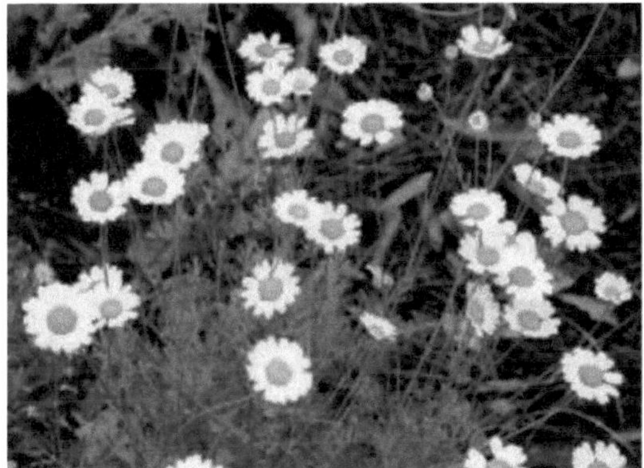

Figura: 125- Piretro

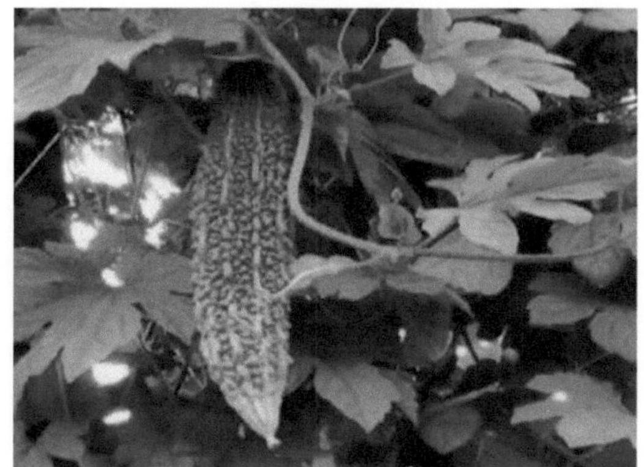

Figura: 126- Momordica charantia

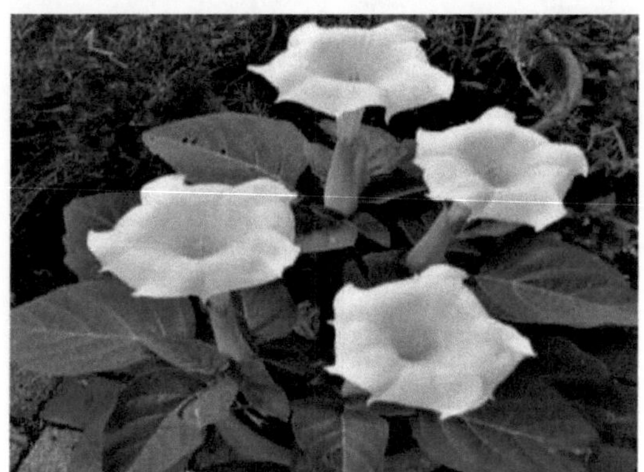

Figura: 127- Datura

Tabela:12-Medicamentos à base de plantas e toxicidade.[1]

Toxicity	Herbal Medicine
Seizure	Cimifunga racemosa, Cicuta douglasii, Acrostaphylos uva-ursi, Herba ephedrea, Piper Mysticum,
Cardiovascular Toxicity	
Venticular Tachycardia	Acontine-containing Herbs, Ma huang, Angel trumpet poisoning, Triptreygium wilfordii poisoning.
Ventricular Fibrillation	Acontine-containing Herbs Complete A-V block Cardiac glycoside poisoning, Nerium oleander poisoning Bradycardia Jin bu huan poisoning, Triptreygium wilfordii poisoning.
Shock and Hypotension	Triptreygium wilfordii Pulmonary Toxicities Anaphylaxis Peumus boldus, Willow bark-containing dietary supplement.
Interstitial pneumonitis	Ouren-gedoku-to, Saiboku-to, Sairei-to, Shosaiko-to
Non-Cardiogenic pulmonary edema	Kamishoyo-san, Otsuji-to, Sairei-to, Shosaiko-to.
Pulmonary infiltrates with eosinophilic	Shosaiko-to, Shoseiryu-to.

A medicina à base de plantas ganhou uma popularidade considerável durante a última década. As principais vantagens da utilização de opções naturais são a fácil acessibilidade, a relação custo-eficácia, o aumento do prazo de validade e a baixa toxicidade. Os agentes à base de plantas têm sido utilizados em medicina dentária para reduzir a inflamação, como antifúngicos, antibacterianos, agentes antimicrobianos da placa bacteriana, anti-sépticos, antioxidantes, antimicrobianos, antivirais e analgésicos. Também ajudam na cicatrização e são eficazes na esquematização da placa microbiana na gengivite e na periodontite, melhorando assim a imunidade. Há várias pessoas que afirmam que os medicamentos à base de plantas são desprovidos de efeitos secundários, o que é um mito. Ainda há massas que dependem completamente da fitoterapia, tanto que substituíram a dose diária prescrita de alopáticos para diabetes, hipertensão, doenças da tiroide, etc. Com os medicamentos à base de plantas, o paciente comprometeu-se a tomar os medicamentos durante toda a vida. Existem vários sítios em linha que tentam comercializar medicamentos à base de plantas sob o rótulo de serem isentos de efeitos secundários. Em países como a Índia, que estão na corrida para se tornarem um país desenvolvido, não existem regulamentos e leis contra o comércio de medicamentos Ayurveda que utilizam ervas e seus extractos. As pessoas são atraídas por esses comerciantes e começam a utilizar medicamentos à base de plantas com a noção de que estão isentos de efeitos secundários. No entanto, as toxicidades causadas pela fitoterapia podem dever-se a uma ingestão incorrecta, ao auto-tratamento, uma vez que estão facilmente disponíveis no mercado, à falta de profissionais qualificados e à ingestão de produtos de qualidade inferior. Por conseguinte, é necessário um conhecimento adequado para a sua prescrição e são necessários ensaios pré-clínicos e clínicos para avaliar a biocompatibilidade e a segurança antes de os medicamentos à base de plantas serem frequentemente recomendados de forma conclusiva para os cuidados orais. Assim, foi corretamente afirmado por **Robin Rose Bennet***: "A caixa de medicamentos da mãe terra está cheia de ervas curativas de valor incomparável."* (534)

CAPÍTULO 10: REFERÊNCIAS

1. Kumar G, Jalaluddin MD, Rout P, Mohanty R, Dileep CL. Tendências emergentes dos cuidados à base de plantas em medicina dentária. Jornal de investigação clínica e de diagnóstico: JCDR. 2013 ;7(8):1827.

2. Ismail RWK, Turkistani H, Alharthi R, Kariri AM, Khan A. A Extensão e as Razões por detrás da Utilização de Medicamentos à Base de Plantas como Tratamento Alternativo em Medicina Dentária. Arch Pharm Pract. 2021;12(1):135-40.

3. Taheri JB, Azimi S, Rafieian N, Zanjani HA. Ervas aromáticas em medicina dentária. Revista internacional de medicina dentária. 2011 1;61(6):287-96.

4. Sinha DJ, Sinha AA. Medicamentos naturais em medicina dentária. Ayu. 2014 ;35(2): 113-8.

5. Jena S, Kumar G, Singh DK, Sethi AK. Ervas utilizadas em medicina dentária: Necessidade da nova era. Jornal de Odontologia de Cuidados Primários e Saúde Oral. 2021 1;2(1):11-3.

6. Kodaganallur Pitchumani P, Dharshanram D, Kumar M. Herbal medicines: knowledge, attitude, dispensing practice and the barriers among dental practitioners in Chennai city, Tamilnadu. Jornal de Ervas Medicinais,. 2019 1;9(3):145-9.

7. Gautam N, Shivalingesh KK, Singh A, Singh V, Rajpoot D. Herbo-dentistry- A review. Jornal de Problemas e Soluções Dentárias. 2022 5;9(1):006- 11.

8. Moreira DD, Teixeira SS, Monteiro MH, De-Oliveira AC, Paumgartten FJ. Uso tradicional e segurança de medicamentos fitoterápicos. Revista Brasileira de Farmacognosia. 2014 ;24:248-57.

9. Petrovska BB. Revisão histórica da utilização de plantas medicinais. Pharmacogn Rev. 2012 ;6(11):1-5.

10. Kenny A.Textbook of Herbal medicine natural remedies.Berkeley, Califórnia:Althea Press; 2017:21-26.

11. Çener B, Kiliç M. Extractos de ervas utilizados em doenças dentárias. J. Sci. Tech.

Res.

2019 Jun 25;19:14107-11.

12. C. K. Kokate.Textbook of Pharmacognosy.Edition number 57.Pune:Nirali *Prakasan;* 2021:10-11.

13. Shah BN. Textbook of pharmacognosy and phytochemistry. Edição número 1. Rajkamal Electric Press,Haryana:Elsevier India; 2010:1-587.20-25,31-36.

14. Kumar S, Dobos GJ, Rampp T. The Significance of Ayurvedic Medicinal Plants (O significado das plantas medicinais ayurvédicas). J Evid Based Complementary Altern Med. 2017 Jul;22(3):494-501.

15. Adyanthaya A, Ismail S, Sreelakshmi N. Indian traditional medicinal herbs against dental caries-an unsung past to a bright future. Saudi J. Oral Dent. Res. 2016;1:1-6.

16. A evolução da escova de dentes: da antiguidade à atualidade - uma mini-revisão. J Dent Health Oral Disord Ther. 2015;2(4):127-130.

17. Boloor VA, Hosadurga R, Rao A, Jenifer H, Pratap S. Odontologia não convencional na Índia - uma visão dos métodos tradicionais. J Tradit Complement Med. 2014 Jul;4(3):153-8.

18. Gupta P, Shetty H. Utilização de produtos naturais para a manutenção da higiene oral: revisitar a medicina tradicional. J Complement Integr Med. 2018 Mar 27;15(3).

19. Anushya P, Priya AJ, Arivarasu L. O papel da medicina herbal na saúde dentária - uma revisão detalhada. Eur J Molec Clin Med. 2020 Dez 1;7(1):2185-96.

20. Salman BN, Vahabi S, Rad MM. Utilização de ervas e plantas medicinais em medicina dentária: uma revisão. Jornal da Faculdade de Medicina Dentária. 2017;35(2):133-49.

21. Dehghani Nazhvani A, Sarafraz N, Askari F. Anti-Cancer Effects of Traditional Medicinal Herbs on Oral Squamous Cell Carcinoma. Asian Pac J Cancer Prev. 2020 Fev 1;21(2):479-484.

22. Salehi B, Jornet PL, López EP, Calina D, Sharifi-Rad M, Ramirez-Alarcon K et al.

Bioactivos derivados de plantas em lesões da mucosa oral: uma ênfase fundamental nas propriedades da curcumina, licopeno, camomila, aloé vera, chá verde e café. Biomolecules. 2019 Mar 17;9(3):106.

23. Nakai K, Maeda T, Hong G, Kurogi T, Okazaki J. Efeitos dos componentes da medicina herbal nas propriedades físicas dos adesivos de dentadura experimental. Majalah Kedokteran Gigi. 2017 Dec;50(4):171-7.

24. Iyer MS, Gujjari AK, Paranthaman S, Abu Lila AS, Almansour K, Alshammari F et al. Desenvolvimento e avaliação de emulgel carregado com extractos de fluido supercrítico de cravinho e canela para atividade antifúngica na estomatite dentária. Gels. 2022 Jan 4;8(1):33.

25. Sebastião SM, Christabel SL, Claribel SM, Mukundan PE. Triphala em Endodontia - Uma Revisão. BOHR publishers.2022;Volume1(1):39-43.

26. Agarwal SS, Paridhavi M. Herbal drug Technology. Ed 1 st. Hyderabad Universities Press (India) Private Limited; 2017:62-64.

27. Jeevanandam J, Danquah MK, Pan S. Nanobiomateriais derivados de plantas como um potencial modificador de superfície de implantes dentários da próxima geração. Fronteiras em Materiais. 2021 abril 22;8:666202.

28. Organização Mundial de Saúde. Diretrizes da OMS sobre a monitorização da segurança dos medicamentos à base de plantas nos sistemas de farmacovigilância. Volume 1, Genebra: Organização Mundial de Saúde, 2004. https://shorturl.at/giFGX.

29. Choudhary N, Sekhon BS. Uma visão geral dos avanços na normalização de medicamentos à base de plantas. J Pharm Educ Res. 2011 Dec ;2(2):55-70.

30. Pradhan N, Gavali J, Waghmare N. Diretrizes da OMS (Organização Mundial de Saúde) para a normalização de medicamentos à base de plantas. Revista Internacional de Medicina Ayurvédica. 2015 Aug;3(8):2238-43.

31. Grupo de Trabalho do IARC para a Avaliação dos Riscos Carcinogénicos para os Seres Humanos. Some Traditional Herbal Medicines, Some Mycotoxins,

Naphthalene and Styrene. Lyon (FR): Agência Internacional de Investigação do Cancro; 2002. (Monografias da IARC sobre a avaliação dos riscos cancerígenos para os seres humanos, n.º 82.8-12. file:///C:/Users/91638/Downloads/mono82-6A-2.pdf

32. GUIDANCE D. Produtos de medicina complementar e alternativa e sua regulamentação. Food and Drug Administration U.S.A. https://shorturl.at/ityM3 (Fev. 2007).

33. Singh S, Shukla VK. Regulamentação atual dos medicamentos à base de plantas na Índia. Jornal Internacional de Assuntos Regulamentares de Medicamentos. 2021;9(2):30-4.

34. Porwal O, Kala D. Uma revisão sobre plantas medicinais em medicina dentária. Jornal de Entrega de Medicamentos e Terapêutica. 2021 Nov 15;11(6):332-40.

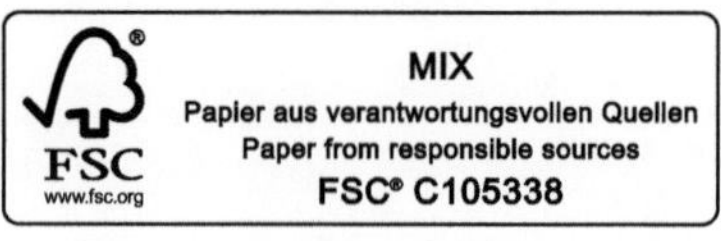

Printed by Books on Demand GmbH, Norderstedt / Germany